自我健康。
管理指南
ZIWO JIANKANG
GUANLI ZHINAN

主编●杜玉开　余毅震

U0232581

长江出版传媒
Changjiang Publishing & Media

K 湖北科学技术出版社
HUBEI SCIENCE & TECHNOLOGY PRESS

图书在版编目(CIP)数据

自我健康管理指南 / 杜玉开,余毅震主编. 一武汉：
湖北科学技术出版社,2019.11
ISBN 978-7-5706-0226-1

Ⅰ.①自… Ⅱ.①杜… ②余… Ⅲ.①保健－指南
Ⅳ.①R161-62

中国版本图书馆 CIP 数据核字(2018)第 297869 号

责任编辑：冯友仁　程玉珊　　　　　　　　　　封面设计：喻　杨

出版发行：湖北科学技术出版社　　　　　　　电话：027－87679447
地　　址：武汉市雄楚大街 268 号　　　　　　邮编：430070
　　　　　（湖北出版文化城 B 座 13－14 层）
网　　址：http://www.HBSTP.com.cn

印　　刷：湖北恒泰印务有限公司　　　　　　邮编：430223

700×1000　　　　　　1/16　　　　12 印张　　　　280 千字
2019 年 11 月第 1 版　　　　　　　　2019 年 11 月第 1 次印刷
　　　　　　　　　　　　　　　　　　　　　　定价：50.00 元

《自我健康管理指南》

编　委　会

主　编　杜玉开　余毅震

编　者（以姓氏笔画为序）

邓士琳　武汉理工大学体育科学研究所

杜玉开　华中科技大学同济医学院

杨　梅　武汉科技大学医学院

杨　锐　华中科技大学同济医学院附属协和医院

余毅震　华中科技大学同济医学院

宋然然　华中科技大学同济医学院

姚　平　华中科技大学同济医学院

钱建龙　江汉大学体育学院

崔　丹　武汉大学健康学院/全球健康研究中心

健康是促进人们全面发展的必然要求，是社会和经济发展的基础条件，也是实现国家富强、民族复兴的重要保障。健康这个话题早已成为中国人的祝福词、问候语，但要真的实现国人的健康梦想，仍然任重道远。目前危害国人健康状况的慢性疾病（心血管疾病、恶性肿瘤、糖尿病等）患病率不断上升，而人们的生活方式及心理状态又缺乏针对性的咨询和指导。如何使两者之间达到协调平衡发展，以便更好地维护健康？自我健康管理是实现这一目标的桥梁和有效措施。同时，随着中国人口老龄化进程的加速，人们对维护和改善健康的需求日益增加，现有的医疗卫生服务模式已不能满足这种健康需要。而自我健康管理能有效地控制医疗费用过度增长，通过健康管理计划，采取健康的生活方式，用较少的经济投入就可以降低 70％ 的过早死亡，大大降低医疗费用支出，有效降低患者的经济负担，自我健康管理已成为促进国民健康可持续发展的最佳选择。为维护和促进国人的身心健康，实现"健康中国 2030 规划纲要"的目标，我们组织相关专家编写了这本《自我健康管理指南》，旨在让广大民众在了解自我健康管理的相关知识和技能的基础上，进行科学的自我健康管理。

　　全书共分 9 章，以现代医学模式的整体医学观和健康管理的基本理论为基础，系统介绍了自我健康管理的主要理论和操作方法，其内容包括健康管理概论、个体健康风险评估、生活方式与心理健康评估、压力与健康、身心疾病与健康、膳食营养安全与健康、运动处方、心理与健康、体检报告解读。本书注重科学性、系统性和可读性，融健康管理的基本理论、基本技能和基本方法与自我健康管理实践需要为一体，将理论性、科学性和方法技能有机结合，具有针对性、实用性和实践指导性，适用于每个自我健康管理者在实践中灵活使用，尤其适用于基层卫生工作者和健康管理师。

　　本书在编写过程中，各位编委根据中国健康管理发展状况，参考了大量的相关文献资料，综合考虑理论与实践，以及广大读者的关心和需求，为本书的完成做出了富有成效的工作和贡献；本书在统稿和整理过程中，得到很多人员的支持，他们付出了辛勤的劳动，在此一并表示衷心的感谢。由于编写时间紧、任务重，加之没有统一的模式可循，故难免存在一些问题和不足，敬请读者多提宝贵意见和建议，以便再版时进一步完善。

本书得到武汉市科学技术协会的大力支持和指导，在此致以诚挚的感谢！

杜玉开　佘毅震

2019 年 2 月

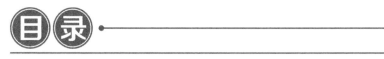

第一章

健康管理概论

经济社会的发展一方面能改善人们的生活条件和提高生存质量，但另一方面，如果没有正确合理的计划和安排，人们的生活方式及心理状态缺乏一定的咨询和指导，将会导致心血管疾病、恶性肿瘤、糖尿病等慢性疾病的患病率不断上升。如何采取有效措施使两者之间达到协调和平衡，更好地维护健康，自我健康管理是实现这一目的的重要纽带和桥梁。同时，由于人们对维护和改善健康的需求日益增加，现有的医疗卫生服务模式已不能满足人们的健康需要，而自我健康管理能有效地控制医疗费用过度增长：通过健康管理，采取健康的生活方式，用较少的经济投入就可以降低医疗费用支出，有效减少人们的疾病负担。因此，自我健康管理已成为促进人们健康可持续发展的最佳方法和措施。

第一节　健　康　管　理

一、健康的定义

世界卫生组织（WHO）1948 年定义健康的概念："健康不仅仅是没有疾病或者身体虚弱，而是身体、心理与社会功能上的完好状态。"具体来说健康包括三个层次：第一，身体健康，指躯体的结构完好、功能正常，躯体与环境之间保持相对的平衡；第二，心理健康，又称精神健康，指人的心理处于完好的状态，包括正确认识自我、正确认识环境、及时适应环境；第三，社会状态良好，指个人在社会关系上处理较好，个体能够有效地扮演与其身份相适应的角色，个人的行为与社会规范基本一致，和谐融洽。1977 年，WHO 将健康概念确定为"不仅是没有疾病和虚弱，而且在身体、心理和社会适应上的完好状态"。进一步强调了社会的适应性和适应能力，以便更好地促进人的身心健康。1986 年WHO 在《渥太华宣言》重新定义了健康："健康是每天生活的资源，并非生活的目的。健康是社会和个人的资源，是个人能力的表现。良好的健康是社会、经济和个人发展的主要资源，是生活质量的一个重要方向。"

健康是人类社会发展的基石，健康状况反映了全民健康水平、生活质量和社会文明程度，是人类发展的前提和基础。通过健康管理消除或降低健康风险因素，重点是一级预防，即在风险因素出现之前就开始识别和决策。对疾病早发现、早诊断、早治疗，对康复期进行综合干预，控制或减少并发症、后遗症和残疾。

二、健康管理的定义

管理是通过计划、组织、指挥、协调和控制，达到资源配置和使用的最优化，目标是能在最合适的时间里把最合适的东西用在最合适的地方，发挥最合适的作用，来达到预期目的。管理是在社会团体中，为了实现组织预期的目标，以人为本而进行的各种协调活动。

健康管理是运用管理学理论和原理，应用计划、组织、协调和控制等基本职能分配及使用有限的卫生资源，有效地维护人类健康及预防干预疾病的基本过程。健康管理是一个以理论与实践相结合，主要以临床医学、预防医学和保健医学的理论、方法和技能为基础，开展一系列有利于健康的系统活动；重点研究健康管理的理论、行为方式、风险识别、评价标准、干预策略、服务模式的一门综合性学科。

健康行为对个体身心健康的维护和促进、生活质量的提高及人类健康寿命的延长具有非常重要的作用及意义，健康行为改变理论可以有效地解释和预测个体健康行为的发生和改变。影响健康相关行为的因素包括 3 个方面：①倾向因素（predisposing factor），通常先于行为，指产生某种行为的动机、愿望，或是诱发某种行为的因素，包括知识、态度、信念和价值观。②促成因素（enabling factor），指促使某种行为动机或愿望得以实现的条件，即实现某行为所必需的技术和资源。包括保健设施、医务人员、诊所、医疗费用、交通工具、个人保健技能。行政的重视与支持、法律政策等也可归结为促成因素。③强化因素（reinforcing factor），指激励行为维持、发展或减弱的因素。存在于行为发生之后，是对行为积极或消极的反馈，主要来自社会支持、同伴的影响和领导、亲属以及保健人员的劝告，也包括个人对行为后果的感受。健康行为改变理论作为健康管理的基本理论，主要通过计划与决策、协调指导、控制相关不良行为，实现在尽量减少医疗干预的前提下达到预防疾病、促进健康的目的。

三、健康管理的内容

(一)疾病管理

疾病管理是一个协调医疗保健干预及与患者沟通的过程,其强调患者自我保健的重要性,实质上是患者自我管理。患者必须监察自己疾病进展,改善自己的行为,如坚持服药、合理饮食和症状监控等。

疾病管理包括人群识别、循证医学的指导、医生与服务提供者协调运作、患者自我管理教育、过程与结果的预测和管理,以及定期的报告和反馈。疾病管理的3个特点:①目标人群是患有特定疾病的个体,如糖尿病管理对象为已诊断为糖尿病的患者;②不以单个病例和/或其单次就诊事件为标准,而关注个体或群体连续性的健康状况与生活质量;③医疗卫生服务及干预措施的综合协调至关重要。疾病管理主要关注患者健康状况是否能够持续改善,而大多数卫生服务具有多样性与复杂性,使得协调一致性与有效性非常困难。然而,正因为协调困难,才显示了疾病管理的重要性。

(二)健康人群管理

1. 健康指导管理 通过指导人群正确摄取营养,合理安排劳动与休息,积极参加体育锻炼等措施,以增强免疫力,提高环境适应能力。健康人群管理主要有3个步骤:①进行健康评估。通过体检等一系列方法了解人群的健康状况,进行健康及疾病危险性评价,报告明确相关危险因素及健康的发展趋势。②制定健康管理计划。健康管理计划是鉴别及有效控制健康危险因素的关键,以改变或控制的指标为重点,提供行动指南或运动处方等相关促进健康的方法。③选择生活方式。在医生或者健康管理师的指导下选择自我管理方法。并在健康管理师或相关人员对健康人群定期跟踪随访的情况下,视情况及时调整健康管理计划来实现维护健康的目的。

2. 健康体检管理 健康体检可了解和掌握个体的基本健康状况,及早发现健康问题,及时得到确诊和治疗,由此可缩短患病时间、减少并发症和后遗症。因此,健康体检诊断是早期发现疾病的重要手段和方法。

(三)伤害的综合管理

1. 灾难性病伤管理 指健康管理的一个特殊类型,关注的是对健康危害十分严重或者造成巨大医疗花费的病伤,常见于各种突发事件和严重外伤等情况。灾难性病伤往往需要综合服务和转移治疗地点,主要采取应急性健康管理服务,通过控制成本和改善结果来进行病伤管理。灾难性病伤预防干预服务的可及性受家庭、经济、保险等方面的影响较大，增加了灾难性病伤管理的复杂性和艰难性。

2. 残疾管理 目的是减少工作地点发生残疾事故的频率和费用代价，从残疾者利益角度出发，根据伤残程度分级处理，尽量减少因残疾造成的劳动和生活能力的下降或丧失。残疾管理的主要目标是防止残疾恶化，注重功能性能力的恢复而不是疼痛完全的消除，故需要评估医学和社会心理学因素的影响，定期与患者进行有效沟通，开展循环管理。

（四）基层卫生服务需求管理

需求管理指自我保健服务和人群就诊分流服务，以帮助人群更好地利用医疗卫生服务来管理自己的健康。基层卫生服务指以社区/乡镇医疗卫生机构为核心所进行的基本医疗和公共卫生服务。常用的手段是推广适宜技术，尽量减少医疗干预，帮助人群选择健康的生活方式、鼓励自我保健和干预手段等。

四、健康管理的主要策略

（一）生活方式管理

生活方式指行为方式、生活习惯、生活制度等，包括饮食、运动、交流、嗜好等所有的生活习惯以及由此形成的思维。生活方式管理指促进个体建立健康的生活方式和习惯，是减少健康风险因素的有效措施。

1. 生活方式管理的重点 膳食、吸烟、精神压力。

2. 生活方式管理的特点 强调个人对自己的健康负责，帮助个体做出最佳的健康行为选择；评价个体的生活方式/行为可能带来的健康风险，以及风险对个体医疗保健需求的影响。

3. 生活方式管理的主要方法 ①教育：传递知识，确立态度，改变行为，注重如何对自身的健康情况进行自我管理。②激励：又叫行为矫正，通过理论学习中得到的知识去改变环境和某种行为之间的关系，实现行为矫正。激励的过程包括：正面强化作用，反面强化作用，反馈易化，惩罚，反馈消耗，消除。③训练：通过一系列的参与式训练与体验，培训个体掌握行为矫正的技术。④经营：通过社会经营和健康交流帮助建立健康管理方案的知名度、增加健康管理方案的需求和帮助直接改变行为。社会营销是通过名人、传媒等效应让人们接受健康观念、改善健康行为。例如，生活方式管理可以纳入疾病管理项目中，用于减少疾病的发生率，或降低疾病的损害；可以在需求管理项目中出现，帮助人们更好地选择食物，提醒人们进行预防性的医学检查等。

建立健康的生活方式是一件说起来容易，做起来艰难，并且痛苦的事情。开始时重点选择优先改变的项目，以后逐渐增加，在改变的程度上要循序渐进，不能急于求成，一步到位。此外，生活方式管理显示出效果需要较长的时间，无论是饮食干预，还是运动干预，至少要1个月以上，一般需要3个月到半年才能显示出稳定的效果，所以生活方式管理要有耐性。生活方式干预的治本措施，一旦显效，其效果稳定而长久，这也正是其价值所在。

（二）三级预防管理

　　三级预防管理可以帮助个体改变行为，降低健康风险，促进健康，预防疾病和伤害，重点是一级预防。

　　一级预防：在疾病还没有发生时进行的预防，属于病因预防，包括防治环境污染，开展健康教育，加强法制管理，预防接种，婚前、孕前咨询，孕产妇、婴幼儿保健，良好的卫生习惯和生活方式，预防医源性疾病等。

　　二级预防：在症状出现以前发现疾病或在早期阶段发现疾病，包括人群的筛检、定期体检、专科门诊等。

　　三级预防：在疾病症状已经出现时如何减慢疾病的进程并促进康复，通过治疗和康复，减少患者的痛苦，减轻病情，防止并发症、残疾、死亡，延长寿命、提高生活质量。

　　健康管理主要核心是预防，不仅仅是预防疾病的发生，还在于推迟和延缓疾病的发展历程（如果疾病已不可避免）。美国疾病预防控制中心已经确定乳腺癌、宫颈癌、直肠癌、心脏病、老年肺炎、与骑行有关的头部伤害、低出生体重、乙肝、结核等19种疾病或伤害是具有较好成本-效果的预防领域。

（三）卫生服务行为改变

　　大多数慢性疾病需要患者通过改变自身行为来更好地管理健康。如改善饮食、控制体重、增加锻炼、戒烟、降低压力、监测血糖、监测足部溃疡、改善医从性等。但仍有很多人存在侥幸心理，如有的人认为自己不戒烟也不会得病。从现代医学模式视角看，影响健康的因素可以归纳为生理和遗传因素、环境和政策因素、卫生服务因素、生活行为方式因素。与遗传和生物因素不同的是，大多数生活方式是能够"改变"的。并能提高人群的生活质量和治疗效果，这告诉人们可以通过启发内心矛盾和思考，增强其改变行为的信心，自觉做出改变行为的决定，并实现和维持行为改变。自我健康管理也是健康管理改变行为的重要策略。

第二节　自我健康管理

一、自我健康管理的意义

自我健康管理指人们在生活中能对自身的健康状态以及影响因素进行分析和评估，能够主动寻求健康咨询和指导，并对健康危险因素采取相应的干预措施，进行自我健康维护。不论是维护健康还是预防干预疾病，最终都离不开自我健康管理，只有实行自我健康管理才能实现自我健康，维护和促进健康。

二、自我健康管理的可行性

（一）自我健康管理符合中国国情

随着中国人口增加，老龄化进程加快，已超过经济发展的承受能力。同时，中国慢性病患病率上升迅速，相关危险因素的流行日益严重，不良生活方式、缺乏自觉运动、吸烟饮酒、超重和肥胖现象不断增加，以及由此而造成的医疗费用大幅度持续上升，使得寻求控制医疗费用并保证个人健康利益，都需要自我健康管理的发展。通过自我健康管理，将"病后治疗"向"病前预防"窗口前移，可以有效减少疾病发生，降低老龄化社会和医疗费用增长过快带来的风险。

（二）自我健康管理顺应了国民对医疗保健的需求

随着经济社会的发展，社会结构、经济结构和人们生活水平都发生了一系列的变化。健康的消费需求已经由简单、单一的临床治疗型向疾病预防型、保健型和健康促进型转变。预防性医疗服务，体检市场的兴起，人们对健康维护服务的需求，以及医疗市场分化等状况，催生了健康管理、自我健康管理在国内的形成与发展。

（三）自我健康管理在中国已呈现良好的发展趋势

随着 2016 年 3 月"博鳌健康论坛"的召开，"健康中国"国家战略的落地，"十三五"期间围绕大健康、大卫生和大医学的医疗健康产业有了新的发展机遇。移动互联网医疗平台受到社会的关注，互联网的推广在医疗健康领域逐步推行利用，为自我健康管理发展奠定了良好的基础。

（四）健全的医疗制度为自我健康管理提供组织保障

国务院《"十三五"健康与卫生规划》提出：广泛开展全民健康素养促进行

动和健康中国行等活动，普及合理营养、合理用药、科学就医和灾害自救互救等知识，提高全民健康素养。随着"新医改"的启动，卫生系统正在加快建立覆盖城乡、布局合理、功能完善、保障到位的医疗卫生服务体系。帮助完善社区/乡镇医疗卫生机构服务功能，承担起向居民提供预防保健服务的责任，逐步实现公共卫生服务全覆盖。这些举措都为"自我健康管理"提供了强有力的组织保障。

三、自我健康管理的主要方法

（一）了解自我健康状况

根据管理的性质和内涵，要想成功地管理自身的健康，首先要知道日常生活中哪些有利于健康，哪些不利于健康，掌握常用的基本健康知识和技能。人类健康知识极为丰富，涵盖了身心健康理念、健康饮食、日常卫生行为、安全防范、健康相关生理生化指标、常见病多发病的预防、毒害物质、伤害救护、适度运动、规律作息等多方面内容。健康基本技能包括健康状态监测、安全逃生、求救和救护、合理、安全用药等多种技能类型。实际上，自我健康管理所需利用的知识和技能远不止这些。所以，需要利用相关知识和技能来准确把握自我的健康状况，以及对身体的不适或疾病做出及时的反应。

（二）进行自我健康风险评估

实施自我健康管理就是针对自身健康趋利避害。健康管理的成效与其健康危险因素的识别能力密切相关，对健康危险因素的识别越准确越全面，越有利于预防和干预。个人对健康危险因素的识别，受其对健康危险因素的理解、对自身健康的重视及个人识别健康危险因素的经验等多种因素的影响。能够制订健康行动计划，统筹处理与健康活动间的各种关系，可使健康行为向健康方向持续发展。

（三）进行自我健康干预，改善不良生活习惯

从健康行为改变的角度来讲，健康管理的本质就是改变不健康行为习惯、培养健康生活方式的过程。自我健康管理要求一个人自觉抵御感官享受的诱惑、陶冶情操、磨炼意志、劳苦筋骨，从合理膳食、戒烟限酒、适量运动、减缓压力和规律作息等方面对自己进行心理调控和行为转变。

2016 年 5 月，国家卫计委疾控局发布《中国居民膳食指南（2016）》，提出了符合中国居民营养健康状况和基本需求的膳食指导。《中国居民膳食指南（2016）》针对 2 岁以上的所有健康人群提出 6 条核心推荐意见。

第三节　自我健康管理的实践与发展

一、自我健康管理的实践

针对人口老龄化加速和慢性病的持续增长状况，中国政府一直在探索有效的预防干预政策和策略。为了减缓老龄化的进程和慢性疾病的发展，政府在健康促进和健康教育方面投入了大量的人力、物力和财力。以传播知识为主要特征的健康教育始终进行广泛地应用与推广，其中由政府推动和支持的健康教育项目、志愿者组织发起的群众性知识普及活动、社会/社区组织和参与的各种促进和维护健康的活动已在全社会中开展。防治疾病的主体开始由大型医疗机构向基层医疗卫生机构倾斜，不论是慢性疾病管理或健康教育指导都取得了良好的成效。"行为生活方式可导致各种慢性疾病"的观念开始得到广大人群的深刻认知和重视，一场自觉促进和维护健康的群众性运动正在蓬勃开展。由此，自我健康管理的理念和实践已在人群中形成及发展。

澳大利亚莫纳什（Monash）大学在国家卫生项目设立了"美好生活俱乐部"，经过 18 个月的实践结果表明，掌握咨询和行为改变技术的初级保健工作者，能够明显地改进患者的自我健康管理。有着心理学知识和技能的社区工作者，可以通过启发患者的内心矛盾和思考，增强其改变行为的信心，实现和维持行为改变。中国学者 2007 年将澳大利亚自我健康管理模式引进北京方庄、丰台及南京鼓楼区等社区卫生服务中心进行试点，取得了初步的成果。由于两国的国情和文化的不同，受东方哲学和文化的影响，心理卫生服务是卫生服务系统的薄弱环节，且不能广泛地植根于社区。即便心理卫生服务得到了人群的广泛接受，仍然需要充分考虑本国或本地域社会文化背景，才能达到提高人群自我健康管理能力、健康水平以及改善生活质量的目的。

二、自我健康管理的发展

健康管理在发达国家已经形成了相对完善的理论基础和实践模式，现已有40 余年的历史。美国的健康管理服务组织的形式趋于多元化，包括医疗集团、健康促进中心、社区服务组织、健康管理公司、医学健身中心、医学健身学会等。美国健康管理研究中心提出的口号是：提倡健康的生活方式，提高生活质量。在欧洲，约七成的雇主为公司员工购买健康管理计划。芬兰北卡地区曾是世界心脏病的高发地区，20 世纪 60—70 年代心脏病死亡率高达 672/10 万。在芬兰政府、专业及研究机构、企业、学校、非政府组织以及社区等的共同努力下，通过采取综合防控措施，5年之后成功减少了82%的心脏病死亡人数。几十年来，北卡项目作为慢性患者群干预的成功典范影响着欧洲、北美及全球的慢性病防治工作。在日本，健康管理主要表现为国家制定方针政策，各县市负责制定具体实施目标和活动内容，是全民参与的健康运动。经过60多年的发展，日本的人均寿命达到85岁，位居世界第一。进行慢性病干预的国家认为，利用临床干预降低高危人群的措施所起的作用是有限的。如果以人群为基础，即使是一般危险因素和生活方式的适度改变，都将具有潜在的巨大公共卫生意义。国外实践经验表明，通过实施健康管理，有效提高人群中自我健康管理能力和水平，可节省由慢性病引起的巨大医疗费用开支。

在美国，从政府到社区，从医疗保险到医疗服务机构，从健康管理组织到雇主、员工，从患者到医务人员，人人参与健康管理，形成了一个良好的健康管理氛围，公众的自我健康管理意识很强。在中国，健康管理是一个新的概念，发展程度正在提高，健康管理的服务对象不断明确，从主要集中在经济收入较高的人群正在向一般人群普及，国民对健康管理的理解已发生深刻的变化，对健康管理的认知度和接受度日益提高，对健康的认识已从单一的生物观念发展到生物、心理、社会多维的观念，健康管理的理念也不断地被人们所接受，把自身健康的控制权完全交给自我，正在形成一个良好的健康管理发展的自我保健和社会运动。

第二章

个体健康风险评估

健康危险因素是指任何可以影响疾病发生、发展及预后的因素，包括自然环境因素、社会环境因素、行为生活方式因素、生物遗传因素、卫生服务因素等。个体可以通过健康风险评估，找出可能影响健康的因素，分析对健康的危害程度及与疾病的关系，进而采取健康干预措施，主动预防、控制和消除危害健康的因素，最终可达到预防或延迟疾病发生和改善个体健康水平的目的。

健康风险评估是健康管理的重要环节，关系到能否延长寿命和提高生存质量，是健康管理的基础工具和前提条件，在整个健康管理过程中起着承上启下的重要作用。其基本思想是根据流行病学资料、人口发病率或死亡率，运用数理统计学方法，对个体存在的与健康相关的危险因素进行测评，估计个体患病或死亡的危险性，预测个体降低危险因素的潜在可能性及可能延长寿命的程度，并向个体进行反馈（图 2-1）。通过健康咨询，促进人们针对存在的危险因素进行个体化或群体化的干预与控制，避免或降低危险因素的影响，减少疾病、提高生活质量，进而提高人群的整体健康水平。

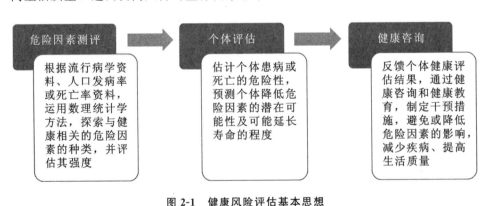

图 2-1　健康风险评估基本思想

第一节 个体健康风险评估方法

个体健康风险评估是通过收集个人健康信息，如个人健康史、疾病家族史、生活方式、心理状态等问卷资料以及健康体检结果等，分析其与健康状态之间的关系，确定评估对象的主要健康危险因素，并预测患病或死亡的危险性，为评估对象提供一系列的评估报告的过程。目前，该过程一般需要在医务人员的帮助下，借助健康风险评估系统完成（图2-2）。

健康风险评估因评估对象、范围、目的的不同，有多种分类和评估方法。广义的健康风险评估可分为：临床评估、健康与疾病风险评估、健康过程及结果评估、生活方式和健康生活行为评估、公共卫生与人群健康评估。狭义的健康风险评估可分为：一般健康风险评估、疾病风险评估、生命质量评估、行为方式评估、体力活动评估、膳食评估和精神压力评估等。本节以一般健康风险评估和疾病风险评估为例，概述健康风险评估的方法。

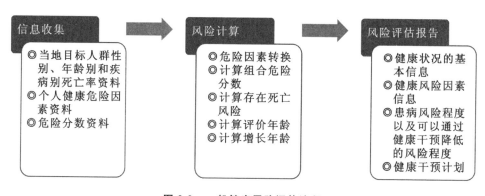

图2-2　一般健康风险评估流程

一、一般健康风险评估

（一）问卷调查

问卷调查是健康风险评估收集信息最基本的方法。问卷可由个人自行填报，也可由知情的亲属、医护人员等协助填报。健康风险评估需要收集的资料主要包括当地目标人群性别、年龄别和疾病别死亡率资料，个人健康危险因素和危险分数资料。

1. 当地目标人群性别、年龄别和疾病别死亡率资料（由医护人员提供，无须个人提供） 健康风险评估首先要掌握危险因素与疾病死亡率或发病率之间的量化关系。一般选择影响当地目标人群死因顺位前10～15位的可定量的危险因素作为研究内容进行评估。当地性别、年龄别、疾病别死亡率等资料，可通过查阅死因登记报告、疾病监测资料、居民健康档案等获得，也可通过回顾性的居民健康抽样调查获得。使用时必须换算为10年的死亡概率，以保证评估稳定性。

2. 个人健康危险因素资料（个人提供） 个人健康危险因素包括行为生活方式、环境因素、遗传因素、医疗卫生服务、疾病史或家族疾病史等。一般用询问调查或自填式问卷方式收集评估对象的健康危险因素，同时可进行体格检查和实验室检查。

通常可将需要收集的健康危险因素分为以下5类：①个人行为生活方式，如吸烟、饮酒、体力活动等；②环境因素，包括自然环境和社会环境，如经济收入、家庭关系、生产环境、居住环境等；③生物学因素，如性别、年龄、民族、身高、体重、疾病遗传史等；④医疗卫生服务检查结果，如体格检查、乳房检查、肝肾功能指标等；⑤其他因素，如既往疾病史、生育史等。

3. 危险分数资料（由医护人员提供，无须个人提供） 危险因素与死亡率或发病率之间的数量关系可通过危险分数定量表示。危险分数是根据人群的流行病学调查资料，如各个危险因素的相对危险度、各个危险因素在人群中的分布等，通过相应的计算得到。如果缺乏人群的流行病学调查资料，也可采用经验评估的方法，即根据危险因素与死亡率或发病率之间的联系及有关资料，通过专家评审，制定出不同水平危险因素所对应的危险分数。

（二）风险计算

健康风险计算是根据所收集的个人健康信息，对个人的健康状况及未来患病或死亡的危险性用数学模型进行量化评估的过程。其目的是帮助个体综合认识健康风险，鼓励和帮助其纠正不健康的行为和习惯。

风险计算主要包括以下几个步骤。

1. 危险分数转换 根据问卷所收集的个人危险因素，查阅《危险分数转换表》，得到各项危险分数。《危险分数转换表》可参考美国生物统计学家H. Geller和健康保险学家N. Gesner编制的分性别、分年龄（以5岁为一个年龄组）危险分数转换表，即Geller-Gesner表。若个体的危险因素相当于当地人群平均水平时，其危险分数定位1.0，即个体患病或死亡的概率相当于当地的平均水平。危险分数大于1.0，即个体患病或死亡的概率大于当地的平均水平。危险分数小于1.0，即个体患病或死亡的概率小于当地的平均水平。危险分数越高，患病或死亡概率越大；危险分数越低，患病或死亡概率越小。

2. 计算组合危险分数 一种危险因素可能对多种疾病产生影响，多种危险因素可能对同一种疾病产生协同或拮抗作用。计算组合危险分数能更好地反映多种危险因素之间的协同或拮抗作用。组合危险分数的计算方法主要有单因素加权法和多因素加权法。

单因素加权法主要用于单项危险因素计算，其建立在评估单一健康危险因素与发病或死亡概率的基础上。以单一因素与发病或死亡之间的关系用相对危险度表示其强度，即危险因素只有1项时，组合危险分数等于该危险因素的死亡分数。该法简单实用，不需要大量的数据分析，在健康管理早期发展阶段广为应用。

多因素加权法主要用于多项危险因素计算，是在多因素数理分析基础上，采用流行病学、数学和统计学概率理论的方法，建立各个危险因素与疾病患病或死亡概率之间的关系模型，最终计算得出某种疾病患病或死亡的危险性。计算组合危险分数的步骤：第一步，参照《危险分数转换表》，将危险因素转换成危险分数。第二步，计算相加项之和，即将危险分数大于1.0的各项分别减去1.0后的剩余数值作为相加项分别相加求和。第三步，计算相乘项之积，将危险分数小于或等于1.0的各项作为相乘项分别相乘求积。第四步，将相加项和相乘项相加即为该死亡原因的组合危险分数。

3. 计算存在死亡危险 指在某种组合危险分数下，因某种疾病死亡的可能危险性。

计算存在死亡危险的步骤：

第一步，有明确危险因素的死亡原因，分别计算存在死亡危险，其余死亡原因都归入其他原因组计算。存在死亡危险＝某病平均死亡率×组合危险分数。

第二步，计算总的存在死亡危险。总的存在死亡危险等于各死亡原因和其他死亡原因的存在死亡危险之和。

4. 计算评价年龄 评价年龄是依据年龄与死亡率之间的函数关系，从死亡率水平推算得出的年龄。利用总的存在死亡危险查《健康评价年龄表》（表2-1），即可得出相应的评价年龄。

5. 计算增长年龄 又称预期年龄，指根据已存在的危险因素，提出可能降低危险因素的措施后计算得到的死亡概率推算出的一个理论年龄。增长年龄应小于评价年龄。

增长年龄的计算方法：

第一步，将评估对象可能改变的危险因素填入《健康危险因素评价表》中。

第二步，将降低或改变了的危险因素的指标值，即查表或计算所得的新危险分数、新组合危险分数、新的存在死亡危险值分别填入相应的栏目中。

新的存在死亡危险值＝新组合危险分数×危险降低量（%）。

第三步，用新的总死亡危险值，查表2-1，即可得到增长年龄。

表 2-1　健康评价年龄表[①]

男性存在死亡危险	实际年龄最末一位数字					女性存在死亡危险	男性存在死亡危险	实际年龄最末一位数字					女性存在死亡危险
	0	1	2	3	4			0	1	2	3	4	
	5	6	7	8	9			5	6	7	8	9	
530	5	6	7	8	9	350	4 510	38	39	40	41	42	2 550
570	6	7	8	9	10	350	5 010	39	40	41	42	43	2 780
630	7	8	9	10	11	350	5 560	40	41	42	43	44	3 020
710	8	9	10	11	12	360	6 160	41	42	43	44	45	3 280
790	9	10	11	12	13	380	6 830	42	43	44	45	46	3 560
880	10	11	12	13	14	410	7 570	43	44	45	46	47	3 870
990	11	12	13	14	15	430	8 380	44	45	46	47	48	4 220
1 110	12	13	14	15	16	460	9 260	45	46	47	48	49	4 600
1 230	13	14	15	16	17	490	10 190	46	47	48	49	50	5 000
1 350	14	15	16	17	18	520	11 160	47	48	49	50	51	5 420
1 440	15	16	17	18	19	550	12 170	48	49	50	51	52	5 860
1 500	16	17	18	19	20	570	13 230	49	50	51	52	53	6 330
1 540	17	18	19	20	21	600	14 340	50	51	52	53	54	6 850
1 560	18	19	20	21	22	620	15 530	51	52	53	54	55	7 440
1 570	19	20	21	22	23	640	16 830	52	53	54	55	56	8 110
1 580	20	21	22	23	24	660	18 260	53	54	55	56	57	8 870
1 590	21	22	23	24	25	690	19 820	54	55	56	57	58	9 730
1 590	22	23	24	25	26	720	21 490	55	56	57	58	59	10 680
1 590	23	24	25	26	27	750	23 260	56	57	58	59	60	11 720
1 600	24	25	26	27	28	790	25 140	57	58	59	60	61	12 860
1 620	25	26	27	28	29	840	27 120	58	59	60	61	62	14 100
1 660	26	27	28	29	30	900	29 210	59	60	61	62	63	15 450
1 730	27	28	29	30	31	970	31 420	60	61	62	63	64	16 930
1 830	28	29	30	31	32	1 040	33 760	61	62	63	64	65	18 560
1 960	29	30	31	32	33	1 130	36 220	62	63	64	65	66	20 360
2 120	30	31	32	33	34	1 220	38 810	63	64	65	66	67	22 340
2 310	31	32	33	34	35	1 330	41 540	64	65	66	67	68	24 520
2 520	32	33	34	35	36	1 460	44 410	65	66	67	68	69	26 920
2 760	33	34	35	36	37	1 600	47 440	66	67	68	69	70	29 560
3 030	34	35	36	37	38	1 760	50 650	67	68	69	70	71	32 470
3 330	35	36	37	38	39	1 930	54 070	68	69	70	71	72	35 690
3 670	36	37	38	39	40	2 120	57 720	69	70	71	72	73	39 250
4 060	37	38	39	40	41	2 330	61 640	70	71	72	73	74	43 200

①表左边一列是男性总的存在死亡危险值，右边一列是女性总的存在死亡危险值，中间部分最上面数值是个体实际年龄的最末一位数字，余下的主题部分是相应的评估年龄值。

6. 计算危险因素降低程度 指评估对象根据医生建议改变了现有的危险因素后，死亡危险可能降低的程度。可用存在死亡危险降低的绝对量占改变前总的存在死亡危险值的比例表示。

危险降低量＝存在的死亡危险－新存在的死亡危险

危险降低程度＝（危险降低量/总存在死亡危险）×100％

（三）健康风险评估报告

健康评估报告的种类和组合千差万别，但是报告最终均应包括一份给被评估者的个人报告和一份总结了所有受评估者情况的人群报告。

1. 个人评估报告的内容 ①健康状况的基本信息，如血压值、血糖值、体重指数的评定等；②健康风险因素信息，如运动少、饮食不合理、吸烟等；③患病的风险和降低或消除健康风险可能改善的健康状况，即与同年龄、同性别人群的平均患病风险水平比较，个体患某疾病的风险等级和个体若将可改变的危险因素控制到理想水平，个体患某疾病的风险水平可能降低的程度；④健康干预计划，如控制血压、戒烟、合理膳食计划、定期随访等。

表2-2 健康危险因素评价表

疾病名称	10万人口死亡人数	危险指示	测量结果	危险分数 ×	危险分数 +	组合危险分数	存在危险	医师建议改变的危险指数	新危险分数 ×	新危险分数 +	新组合危险分数	新存在危险
心脏病	1 877	收缩压	120 mmHg	0.7	—			—	0.7	—		
		舒张压	70 mmHg	0.8	—			—	0.8	—		
		胆固醇	6.2 g/L	—	1.5	1.90	3 566.3	2.8 g/L	—	1.5	0.82	1 539.14
		吸烟	20支/d	—	1.5			戒烟	0.8	—		
		体重	超过正常30%	—	1.15			正常	1.0	—		
		糖尿病史	无	1.0	—				1.0	—		
		家族史	无	0.8	—				0.8	—		
		体育活动	静坐	—	1.3			适当活动	0.9	—		
肺癌	202	吸烟	20支/d	—	1.9	1.9	383.8	戒烟	0.6	—	0.6	121.2
肝硬化	222	饮酒	少量	1.0	—	1.0	222	不饮	0.2	—	0.2	44.4
		肝炎史	无	1.0	—				1.0	—		
自杀	250	压抑	无	1.0	—	1.0	250	—	1.0	—	1.0	250
		家族史	无	1.0	—				1.0	—		
车祸	275	饮酒	少量	—	1.2	1.2	330	不饮	1.0	—	1.0	275

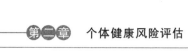

续表

疾病名称	10万人口死亡人数	危险指示	测量结果	危险分数 ×	危险分数 +	组合危险分数	存在危险	医师建议改变的危险指数	新危险分数 ×	新危险分数 +	新组合危险分数	新存在危险
卒中	222	收缩压	120 mmHg	0.6	—			—	0.6	—		
		舒张压	70 mmHg	0.7	—			—	0.7	—		
		胆固醇	6.2 g/L	—	1.5	1.12	248.64	2.8 g/L	—	1.5	0.92	204.24
		糖尿病史	无	1.0	—			—	1.0	—		
		吸烟	20 支/d	—	1.2			戒烟	1.0	—		
		肠息肉	无	1.0	—			—	1.0	—		
肠癌	890	每年直肠镜检	无	—	2.0	2.0	1780	定期镜检	1.0	—	1.0	890
		—	—	—	—			—	—	—		
		—	—	—	—			—	—	—		
肺炎	111	饮酒	少量	—	1.5	1.5	166.5	不饮	1.0	—	1.0	111
糖尿病	320	体重	超过正常30%	—	2.0	2.0	640	正常	1.0	—	1.0	320
		家族史	无	1.0	—			—	1.0	—		
其他	1 987	—	—	—	—	1.0	1 987	—	—	—	1.0	1 987
小计	6 356	—	—	—	—	—	9 574.24	—	—	—	—	5 741.98

2. 评估的结果 包括两个部分，一是发病风险高于参考风险的疾病，即未来 3～5 年高发的疾病；二是确诊的疾病，即评估对象在评估过程中确认已经发生的或曾经发生过的疾病。

3. 评估结果的分析 首先对比分析某种疾病的个人风险与参考风险（指同年龄、同性别人群的发病概率），并针对发病风险高于参考风险的疾病，确定风险项，即影响该疾病发生的风险因素有哪些。风险项建议：①对可改变的风险项建议，即通过改变生活方式能够降低的疾病危险因素，可参考各疾病诊疗指南给出可执行建议，是风险项建议的主要内容；②对不可改变的风险项建议，即不能够通过改变生活方式降低的疾病危险因素，建议评估对象定期随访；③确定风险等级，可根据危险因素对疾病发病的影响从高到低划分为 A＋、A、B、C、D 五个级别。

（四）一般健康风险评估的指标

一般健康风险评估的基础评价指标包括血压、血糖、血脂和体重指数。

1. 血压 根据被评估人的血压水平，血压评估结果分为正常血压、正常高值、高血压 1 级、高血压 2 级、高血压 3 级、单纯收缩期高血压 1 级、单纯收缩期高血压 2 级、单纯收缩期高血压 3 级。具体分类如表 2-3 所示。

表 2-3　血压水平的定义和分类

类别	收缩压（SBP，mmHg）	舒张压（DBP，mmHg）
正常血压	＜120	＜80
正常高值	120～139	80～89
高血压	≥140	≥90
1 级高血压（轻度）	140～159	90～99
2 级高血压（中度）	160～179	100～109
3 级高血压（重度）	≥180	≥110
单纯收缩期高血压	≥140	＜90

高血压危险分层如表 2-4 所示。根据被评估人的血压值及影响预后的影响因素，高血压危险分层可分为低危、中危、高危、很高危。影响高血压患者预后的因素见表 2-5，包括四类：心血管病的危险因素、是否存在靶器官损害、是否有糖尿病、是否存在其他并发症。

表 2-4　高血压危险分层

其他危险因素和病史	1 级高血压	2 级高血压	3 级高血压
无其他危险因素	低危	中危	高危
1～2 个危险因素	中危	中危	很高危
≥3 个危险因素、靶器官损害、代谢综合征或糖尿病	高危	高危	很高危
并存其他临床情况	很高危	很高危	很高危

表 2-5　高血压患者预后的影响因素

心血管病的危险因素	靶器官的损害	糖尿病	并存的临床情况
男性＞55 岁 女性＞65 岁 吸烟 血脂异常 　TC≥5.7 mmol/L(220 mg/dL) 　或 LDL-C＞3.6 mmol/L 　(140 mg/dL)或 HDL-C＜ 　1.0 mmol/L(40 mg/dL) 早发心血管病家族史 　一级亲属,发病年龄＜50 岁 腹型肥胖或肥胖 腹型肥胖: 　男性腰围≥85 cm 　女性腰围≥80 cm 　肥胖:BMI≥28 kg/m² 缺乏体力活动 高敏 C 反应蛋白≥3 mg/L 或 C 反应蛋白≥10 mg/L	左心室肥厚 　心电图 　超声心动图:LVMI 或 X 线 动脉壁增厚 　颈动脉超声 IMT≥0.9 mm 或 　动脉粥样硬化性斑块超声表现 血清肌酐轻度升高 　男性 115～133 μmol/L 　(1.3～1.5 mg/dL) 　女性 107～124 μmol/L 　(1.2～1.4 mg/dL) 微量白蛋白尿 　尿白蛋白 30～300 mg/24 h 　白蛋白/肌酐比: 　男性≥22 mg/g(2.5 mg/mmol) 　女性≥31 mg/g(3.5 mg/mmol)	空腹血糖≥7.0 mmol/L 　　　(126 mg/dL) 餐后血糖≥11.1 mmol/L 　　　(200 mg/dL)	脑血管病 　缺血性卒中 　脑出血 　短暂性脑缺血发作 心脏疾病 　心肌梗死史 　心绞痛 　冠状动脉运重建 　充血性心力衰竭 肾脏疾病 　糖尿病肾病 　肾功能受损(血清肌酐) 　男性＞133 μmol/L(1.5 mg/dL) 　女性＞124 μmol/L(1.4 mg/dL) 　蛋白尿(＞300 mg/24 h) 外周血管疾病 视网膜病变:出血或渗出,视盘 水肿

2. 血糖　根据被评估人的血糖水平，评估结果分为正常、糖尿病、糖耐量减低（impaired glucose tolerance，IGT）、空腹血糖受损（impaired fasting glucose，IFG），具体诊断标准如表 2-6 所示。

表 2-6　糖尿病及 IGT、IFG 的血糖诊断标准

分类	项目	静脉血（mmol/L）	手指血（mmol/L）
糖尿病	空腹	≥6.1	≥6.1
	负荷后 2 小时	≥10.0	≥11.1
IGT	空腹	<6.1	<6.1
	负荷后 2 小时	6.7～10.1	7.8～11.1
IFG	空腹	5.6～6.1	5.6～6.1
	负荷后 2 小时	<6.7	<7.8
正常	空腹	<5.6	<5.6
	负荷后 2 小时	<6.7	<7.8

3. 血脂　根据被评估人的血脂水平，评估结果分为：①胆固醇正常、低密度脂蛋白正常、三酰甘油正常、高密度脂蛋白正常；②胆固醇边缘升高、低密度脂蛋白胆固醇边缘升高、三酰甘油边缘升高；③胆固醇升高、低密度脂蛋白升高、三酰甘油升高；④高密度脂蛋白降低。血脂水平判断标准见表 2-7。

表 2-7　血脂水平判断标准

分类	胆固醇（mmol/L）	低密度脂蛋白胆固醇（mmol/L）	高密度脂蛋白胆固醇（mmol/L）	三酰甘油（mmol/L）
正常	<5.20	<3.12	≥1.04	<1.65
边缘升高	5.20～6.20	3.12～4.13	—	1.65～2.19
升高	≥6.21	≥4.14	—	≥2.20
降低	—	—	<1.04	—

4. 体重与体重指数　根据被评估人的体重和身高，计算得体重指数。体重指数＝体重（kg）/身高^2（m^2）。评估结果分为：体重过低、正常、超重、肥胖。体重指数分类见表 2-8。

表 2-8　体重指数分类

分类	体重指数（kg/m²）
过低	<18.5
正常	18.5～23.9
超重	24.0～27.9
肥胖	≥28.0

根据被评估人体重、身高和腰围，评估肥胖与高血压、糖尿病、血脂异常的危险关系，评估结果分为：不增加、增加、高、极高。详见表2-9。

表 2-9　肥胖与高血压、糖尿病、血脂异常的危险关系

体重指数（kg/m²）	腰围（cm）		
	男：<85 女：<80	男：85～95 女：80～90	男：≥95 女：≥90
<18.5	不增加	不增加	不增加
18.5～23.9	不增加	增加	高
24.0～27.9	增加	高	极高
≥28.0	高	极高	极高

二、疾病风险评估

疾病风险评估指对特定疾病患病风险的评估，是有关患病可能程度的评估，其作用是帮助评估对象发现某些疾病的患病可能性和程度，积极采取措施，改善现有生活中的饮食和习惯等危险因素，或是到医院进一步做临床检查。一般来说，年龄大于30岁都有必要进行疾病风险评估，年龄大于35岁则必须定期做疾病风险评估。

疾病风险评估除一般健康风险评估的特点外，还具有：①注重评估客观临床指标（如生化检验）对未来特定疾病发生的危险性；②流行病研究成果是其评估的主要依据和科学基础，既有源于前瞻性队列研究的直接成果，也有对以往流行病研究成果的综合分析结果；③需运用严谨的统计学方法和手段建立评估模型；④适用于医院或体检中心、健康/人寿保险中的核保与精算。

疾病风险评估的步骤：①选择要预测的疾病，一般选择人群中危害严重、患病率高、有相对明确的与该疾病发生有关的危险因素且灵敏度和准确度较高、有较明确的患病危险性的表示方法等的疾病；②不断发现并确定与该疾病发生

有关的危险因素；③应用适当的预测方法建立疾病风险预测模型；④验证评估模型的正确性和准确性。常用的疾病风险评估方法包括生存分析法、寿命分析法、Meta 分析和合并分析法等。

三、个体健康风险评估系统

国内应用较为广泛的健康风险评估软件为中国国民健康风险评估系统（Chinese health risk appraisal，CHRA），该系统是采用美国密西根大学健康管理研究中心 2004 年第三代健康风险评估专利技术，根据中国国情和统计数据，面向中国人群，由中美两国专家、学者共同研究、开发的健康评估体系。

应用这类健康风险评估系统，个体将个人信息和健康相关资料录入后，即可方便快捷地得到专业可靠的评估报告。

第二节　个体慢性疾病风险评估

心血管疾病、肿瘤等慢性非传染性疾病已成为造成人类死亡的主要原因，而这些疾病与行为生活方式密切相关。通过慢性疾病风险评估，找出疾病的危险因素，制订健康管理计划，控制疾病危险因素，有利于降低相关疾病的发病率和死亡率。慢性疾病风险评估有别于临床的疾病评估，其针对特定慢性疾病发生的危险性进行评估，找出与特定慢性疾病发生有关的健康危险因素，为需求管理和疾病管理提供先决条件。

一、慢性病风险评估程序

（一）采集必要的数据

通过问卷调查和体检采集必要的数据。问卷调查的内容包括一般情况（年龄、性别、民族、文化程度、职业、经济状况、婚姻状况等）、病史调查（现病史、既往史、家族史等）、生活习惯（饮食习惯、膳食调查、锻炼状况、吸烟及饮酒状况）和其他危险因素（睡眠状况、精神压力、生活质量）等。体检的内容包括身高、体重、腰围、血压、血脂、血糖、肿瘤标志物等。

（二）确定与慢性疾病发生有关的健康危险因素

根据已有流行病学研究成果分析所采集的数据，重点关注吸烟、过度饮酒、体力活动不足、久坐、不健康饮食、肥胖、高血压、高血糖、高血脂、抑郁等风险因素，确定与所评估疾病相关的所有危险因素。

（三）根据危险因素确定需要预测的慢性疾病

选择的主要依据有：①临床资料显示有很强的相关度，能对健康和生命造成严重威胁和危害；②在人群中是常见的疾病，发病率不低；③测量方法简单、费用小、容易控制；④健康危险因素明确，干预或控制效果明显。

（四）建立预测慢性疾病风险的模型

用于风险评估的预测模型和理论多种多样，常用的慢性疾病风险模型建模方法有 Logistic 回归模型、Cox 回归分析、支持向量机、分类与回归树、神经网络模型等。

（五）确定危险因素的权重

确定危险因素的权重需要大样本、长时间的统计数据，可根据每个危险因素的暴露情况，经过数理统计方法进行加权处理，得出每个疾病对象的各个危险因素加权值。

（六）验证并修正评估模型

资料类型不同，适用的模型也存在差异。在对目标个体或群体患病危险性进行评估时，应把某些会对疾病的发生及严重程度产生较大差异的因素（如性别、地区、年龄、职业等）作为该疾病评估模型的修正系数，根据资料数据特点不断进行试验和比较，找出最佳分析方法的有效途径，最终确定评估模型，为健康风险评估提供准确而有效的建议，满足慢性疾病个体化健康管理的需求。

（七）疾病风险评估

针对目标个体和群体的患病风险，选择适用的评估模型进行疾病风险分析评估，根据评估结果，判断自身的慢性疾病风险状况，以及风险因素的暴露程度，进而采取措施，减轻或避免暴露。

（八）出具评估结果

评估结果首先应清晰且直观地反映出疾病危险因素的值，以便有效地调控风险；其次应清楚地列出历年风险程度的对比。

二、2 型糖尿病及其高危人群的风险评估

评估对象为 2 型糖尿病患者及高危人群。2 型糖尿病高危人群是指存在 2 型糖尿病危险因素，未来很可能发展为 2 型糖尿病的个体。需掌握职业、文化程度、生活习惯、吸烟及饮酒状况、糖尿病家族史、体重指数、血糖、血脂水平、用药情况，以及是否存在糖尿病并发症等情况后，方能进行健康风险评估。

（一）糖尿病发生风险评估

2 型糖尿病高危个体，应充分评价其进展至 2 型糖尿病的风险性。参照

2007 年中华健康管理学杂志的《我国成年人糖尿病发病风险评估方法》，该方法是用哈佛癌症风险指数法建立的模型，用相对风险分值来观测发病风险大小，总的相对风险分值≥1.1 即为糖尿病高危个体。2 型糖尿病危险因素包括遗传易感性、胎儿及新生儿期营养不良、吸烟、体力活动减少、能量摄入过多、肥胖、高血压、血脂紊乱、中老年人。

　　糖尿病发病风险因素及其相对风险度如表 2-10 所示，某项风险因素资料缺失，则按不存在某项风险因素处理。

表 2-10　糖尿病发病风险因素及其相对风险度

风险因素		相对风险度
家族史	父母中 1 人或兄弟姐妹中有糖尿病史	1.4
	双亲均有糖尿病史	3.8
体重指数（kg/m^2）	≥24.0 且 ＜28.0	1.6
	≥28.0	3.5
腰围（cm）	男性：85～89	1.4
	90～100	2.1
	＞100	2.8
	女性：80～84	1.4
	85～95	2.1
	＞95	2.8
体力活动	静坐生活方式①	2.6
	体力活动不足②	1.4
饮食	肉类食物＞200 g/d③	1.3
	蔬菜水果少④	1.2
烟酒	过量饮酒（＞4 杯/d）⑤	1.5
	吸烟	1.2
血脂	血胆固醇＞5.2 mmol/L	1.4
	血三酰甘油＞1.7 mmol/L	1.7
其他	空腹血糖调节受损⑥	3.2
	有高血压病史	1.6

　　①静坐生活方式指在工作、家务、交通期间或休闲时间内，无或仅有非常少的体力活动；②体力活动不足指平均每天中等强度体力活动不足 30 min 或每周重体力活动时间不足 60 min；③肉类食物不包括鱼肉；④蔬菜水果少指每周进食蔬菜水果少于 2～3 d，或每天进食蔬菜水果在 1 次或以下；⑤每杯酒指含乙醇 10 g 的任何酒类；⑥空腹血糖调节受损指空腹血糖值在 5.6～6.9 mmol/L（2003 年国际糖尿病专家委员会建议）。

采用哈佛癌症风险指数工作小组提出的预测个体患糖尿病与同性别年龄组一般人群相对风险的比较。计算公式：

$$RR=\frac{RR_{I1}\times RR_{I2}\times\cdots\times RR_{In}}{[(P_1\times RR_{C1}+(1-P_1)\times 1.0]\times[P_2\times RR_{C2}+(1-P_2)\times 1.0]\times\cdots[(P_n\times RR_{Cn})+(1-P_n)\times 1.0]}$$

公式中，RR 指被预测个体患某一疾病与其同性别年龄组一般人群比较的相对风险。RR_I 指个体中存在的风险因素的相对风险度；P 为其同性别年龄组人群中暴露于某一风险因素者的比例；RR_C 为由专家小组对某一风险因素（包括不同分层）的相对风险度达成共识的赋值。

举例：男性 42 岁，母亲患有糖尿病，体重指数 24.7 kg/m²；腰围 88 cm；办公室工作，每周 1 次或 2 次中等量体力活动，每次活动时间少于 30 min，每日进食肉类 100 g，每日进食蔬菜水果 1 次以上，饮酒 2 杯，吸烟，空腹血糖 5.8 mmol/L，无高血压病史，血胆固醇 4.3 mmol/L，血三酰甘油 2.4 mmol/L。其输入计算公式的相应值见表 2-11。

表 2-11　举例男性输入计算公式的相应值

风险因素		RR_I	RR_C	相应危险因素人群暴露率
家族史	父母中 1 人或兄弟姐妹中有糖尿病史	1.4	1.4	0.06
	双亲均有糖尿病史	1.0	3.8	0.00
体重指数（kg/m²）	≥24.0 且 <28.0	1.6	1.6	0.24
	≥28.0	1.0	3.5	0.08
腰围（cm）	男性：85～89	1.6	1.4	0.16
	90～100	1.0	2.1	0.12
	>100	1.0	2.8	0.09
体力活动	静坐生活方式	1.0	2.6	0.04
	体力活动不足	1.4	1.4	0.16
饮食	肉类食物>200 g/d	1.0	1.3	0.23
	蔬菜水果少	1.0	1.2	0.26

风险因素		RR_I	RR_C	相应危险因素人群暴露率
烟酒	过量饮酒（＞4 杯/d）	1.0	1.5	0.08
	吸烟	1.2	1.2	0.64
血脂	血胆固醇＞5.2 mmol/L	1.0	1.4	0.08
	血三酰甘油＞1.7 mmol/L	1.7	1.7	0.16
其他	空腹血糖调节受损	3.2	3.2	0.02
	有高血压病史	1.0	1.6	0.17

代入上述公式，该男性与同性别年龄组一般人群比较，其患糖尿病的相对风险为 2.58，即该患者糖尿病发病风险为其同性别年龄组一般人群的 2.58 倍。

若乘以其同性别年龄组一般人群某病的发病率，即可算出个体患病的绝对风险值。该患者所在年龄组一般人群糖尿病发病率在我国为 340/10 万，其今后 5 年糖尿病发病的绝对风险为：$2.58×5×340/10$ 万$×100\%＝4\,386/10$ 万$×100\%＝4.39\%$，表示与该患者有同样风险因素的同性别年龄组人群今后 5 年内每百人中有超过 4 人会发生糖尿病。其中体质指数、体力活动不足、进肉食过多及吸烟等是可降低的风险因素。若该男性将体质指数降到正常、增加体力活动并戒烟，则其风险可降到一般人群的：$2.58/1.6×1.4×1.2＝0.96$ 倍，即可下降至一般人群水平，其今后 5 年内糖尿病发病风险可降为 1.63%。

该方法可编成计算机程序，在基于网络的健康管理系统及其他健康管理机构和社区卫生保健中心方面使用。

（二）2 型糖尿病患者心血管疾病危险性评估

诸多研究均表明，2 型糖尿病患者心血管事件的发生率及死亡率明显高于非糖尿病患者；既往无心肌梗死的 2 型糖尿病患者 10 年内发生心血管事件的可能性等同于既往曾患过心肌梗死的非糖尿病患者。因此，对于已经确诊的 2 型糖尿病患者，应对其心血管疾病危险性充分评估。可到医院通过一些非侵入性检查进行，如颈动脉彩超、臂-踝血压指数、长程心电图等。

（三）2 型糖尿病患者微血管并发症危险性评估

微血管病变，如糖尿病视网膜病变、肾脏病变和神经病变，是糖尿病患者致残、致死，以及沉重医疗负担的重要原因。2 型糖尿病病程长、血糖值高、合并高血压是微血管并发症的危险因素。2 型糖尿病患者可在医院内，通过常规检查眼底、尿蛋白排泄率，进行周围神经检查等，以早期筛查糖尿病微血管并发症。

三、心血管疾病风险评估

目前，全球有多个心血管疾病风险评估工具，如费雷明翰（Framingham）危险评估模型，欧洲 SCORE 危险评估模型，英国新的心血管风险评分（QRISK）危险评估模型等。中国"十五"攻关"冠心病、卒中综合危险度评估及干预方案的研究"，建立了基于中国人群的缺血性心血管危险评估方法和建议评估工具（表 2-12、表 2-13），危险因素包括年龄、性别、血压、总胆固醇水平、超重与肥胖、糖尿病和吸烟。该工具适应于 35～59 岁人群，可预测该个体未来 10 年心肌梗死、卒中和心血管疾病死亡的风险。年龄≥60 岁人群为心血管疾病高危人群，该工具会低估其未来 10 年心血管疾病风险。

表 2-12　缺血性心血管疾病（ICVD）10 年发病危险度评估表（男）

第一步：　评分

年龄（岁）	得分
35～39	0
40～44	1
45～49	2
50～54	3
55～59	4

收缩压（mmHg）	得分
＜120	－2
120～	0
130～	1
140～	2
160～	5
≥180	8

体重指数（kg/m²）	得分
＜24	0
24～	1
≥28	2

总胆固醇（mmol/L）	得分
＜5.20	0
≥5.20	1

吸烟	得分
否	0
是	2

糖尿病	得分
否	0
是	1

第二步：　求和

危险因素	得分
年龄	
收缩压	
体重指数	
总胆固醇	
吸烟	
糖尿病	
总计	

10 年 ICVD 绝对危险参考标准

年龄	平均危险	最低危险
35～39	1.0	0.3
40～44	1.4	0.4
45～49	1.9	0.5
50～54	2.6	0.7
55～59	3.6	1.0

第三步：　绝对危险

总分	10 年 ICVD 危险（%）
≤－1	0.3
0	0.5
1	0.6
2	0.8
3	1.1
4	1.5
5	2.1
6	2.9
7	3.9
8	5.4
9	7.3
10	9.7
11	12.8
12	16.8
13	21.7
14	27.7
15	35.3
16	44.3
≥17	≥52.6

表 2-13　缺血性心血管疾病（ICVD）10 年发病危险度评估表（女）

第一步：　评分

年龄（岁）	得分
35～39	0
40～44	1
45～49	2
50～54	3
55～59	4

收缩压（mmHg）	得分
＜120	－2
120～	0
130～	1
140～	2
160～	5
≥180	8

体重指数（kg/m²）	得分
＜24	0
24～	1
≥28	2

总胆固醇（mmol/L）	得分
＜5.20	0
≥5.20	1

吸烟	得分
否	0
是	2

糖尿病	得分
否	0
是	1

第二步：　求和

危险因素	得分
年龄	＿＿＿＿
收缩压	＿＿＿＿
体重指数	＿＿＿＿
总胆固醇	＿＿＿＿
吸烟	＿＿＿＿
糖尿病	＿＿＿＿
总计	＿＿＿＿

10 年 ICVD 绝对危险参考标准

年龄	平均危险	最低危险
35～39	0.3	0.1
40～44	0.4	0.1
45～49	0.6	0.2
50～54	0.9	0.3
55～59	1.4	0.5

第三步：　绝对危险

总分	10 年 ICVD 危险（%）
－2	0.1
－1	0.2
0	0.2
1	0.3
3	0.8
4	1.2
5	1.8
6	2.8
7	4.4
8	6.8
9	10.3
10	15.6
11	23.0
12	32.7
≥13	≥43.1

2008 年中国医师协会心血管内科医师分会和中华医学会心血管病分会组织了相关专家重新修订了上述量表，制定了"心血管疾病相对危险评估量图"（图2-3），强调与同龄健康个体比较，未来 10 年心血管疾病相对危险增加的倍数。

40 岁以上个体应至少每 5 年进行一次危险评估。有 2 个以上危险因素（年龄（男＞45 岁，女＞55 岁）、早发冠心病家族史、高胆固醇或低 HDL 血症、吸烟、糖尿病、高血压、肥胖）的个体，应每年进行一次危险评估。

四、癌症风险评估

不同癌症危险因素存在一定差异，根据台湾癌症基金会制定的癌症高危人群筛查工具（表2-14），针对每一类癌症，若右侧问题有任何一项回答为"是"，即提示为该类癌症的高危人群。个体可以早期、准确的识别自己是否为某种癌症的高危人群，进而可以采取改变饮食、生活方式等措施，将拟患癌症的风险降至最低。

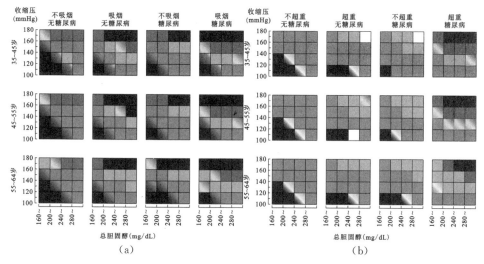

图 2-3　心血管疾病相对危险度评估量图

(a) 10 年内心肌梗死、卒中发病和死亡危险的预测（男）；(b) 10 年内心肌梗死、卒中发病和死亡危险的预测（女）

■危险性低于平均值　■是平均值的 1.0～1.9 倍　■是平均值的 2.0～2.9 倍　■是平均值的 3.0～4.9 倍　■是平均值的 5.0 倍以上

此外，针对癌症高危人群，中国癌症中心开发了"癌症风险评估系统"，个体可到具有资质的医院进行癌症的早诊早治。

表 2-14　癌症高危人群筛查量表

癌症类别	癌症高危险自我检查表	选择项	
肝癌	1. B 型肝炎携带者	是 □	否 □
	2. 曾患过 B 型肝炎或 C 型肝炎及肝硬化	是 □	否 □
	3. 家族中曾有肝炎患者	是 □	否 □
	4. 生活中喜欢食用谷类、玉米腌制的食品	是 □	否 □
	5. 半年内肝功能持续异常	是 □	否 □
	6. 日常生活中，经常饮酒过量	是 □	否 □
	7. 身上手臂两侧有蜘蛛网状的红点	是 □	否 □
	8. 右上腹痛或黄疸现象	是 □	否 □
肺癌	1. 每天吸烟的数量超过半包以上	是 □	否 □
	2. 工作的环境是石棉工厂、水泥厂等	是 □	否 □
	3. 长期处在二手烟的生活环境中	是 □	否 □
	4. 经常接触废弃及工厂烟尘	是 □	否 □
	5. 持续性咳嗽（超过 3 个月以上）	是 □	否 □
	6. 咯血或痰中有血丝	是 □	否 □
	7. 开始吸烟的年龄在 20 岁以前	是 □	否 □

续表

癌症类别	癌症高危险自我检查表	选择项
大肠直肠癌	1. 患有家族性多发性息肉综合征的患者	是 □ 否 □
	2. 曾患有遗传性非息肉性大肠直肠癌的患者	是 □ 否 □
	3. 家族中曾有罹患大肠癌的患者	是 □ 否 □
	4. 曾做过息肉切除，病理报告显示为"腺瘤"者	是 □ 否 □
	5. 曾罹患慢性溃疡性大肠炎	是 □ 否 □
	6. 饮食习惯中，不喜欢大量摄取蔬菜水果（或喜欢食用脂肪、蛋白质类的食物）	是 □ 否 □
	7. 曾是大肠直肠癌患者	是 □ 否 □
胃癌	1. 喜欢吃腌制的食物	是 □ 否 □
	2. 日常生活饮食，蔬菜水果类摄取量低于动物性脂肪类摄取	是 □ 否 □
	3. 喜欢吃烟熏烧烤、高香料的肉类食品	是 □ 否 □
	4. 曾被诊断是萎缩性胃炎、胃酸缺乏、恶性贫血	是 □ 否 □
	5. 曾经有慢性胃炎并幽门螺旋杆菌浸润	是 □ 否 □
	6. 曾经接受过多次全胃切除者	是 □ 否 □
宫颈癌	1. 性行为的年龄在 18 岁以前	是 □ 否 □
	2. 有多位性伴侣	是 □ 否 □
	3. 停经后阴道出血	是 □ 否 □
	4. 异常阴道出血或分泌物	是 □ 否 □
	5. 性行为后出血	是 □ 否 □
	6. 子宫颈有人类乳突状病毒感染	是 □ 否 □
	7. 宫颈抹片曾有异常	是 □ 否 □
	8. 家族中曾有人患过宫颈癌、子宫内膜癌、卵巢癌	是 □ 否 □
乳腺癌	1. 家族中有罹患乳腺癌者	是 □ 否 □
	2. 从来没有怀孕生产者	是 □ 否 □
	3. 初经在 12 岁以前或停经在 55 岁以后	是 □ 否 □
	4. 过度肥胖及缺乏运动	是 □ 否 □
	5. 30 岁以后才生第一个孩子	是 □ 否 □
	6. 曾罹患过卵巢癌或子宫内膜癌患者	是 □ 否 □
	7. 一侧乳房得过乳腺癌	是 □ 否 □
	8. 乳房切片有不正常细胞增生现象	是 □ 否 □

续表

癌症类别	癌症高危险自我检查表	选择项	
口腔癌	1. 有吃槟榔或嚼烟叶的习惯	是 □	否 □
	2. 双唇、舌头、双颊、牙龈是否有溃烂或白斑持续 1 个月	是 □	否 □
	3. 是否有牙齿或义齿会刺激你的舌尖、脸颊或牙龈	是 □	否 □
	4. 有抽烟或喝酒的习惯吗	是 □	否 □
	5. 口腔有不痛或不易愈合的溃疡	是 □	否 □
	6. 曾是口腔癌患者	是 □	否 □
鼻咽癌	1. 喜欢烟熏的食物或咸鱼	是 □	否 □
	2. 家族中有鼻咽癌之患者	是 □	否 □
	3. 血清有 EB 病毒相关抗体偏高	是 □	否 □
淋巴癌	1. 有过艾滋病病毒（HIV）感染吗	是 □	否 □
	2. 曾有人类 T 细胞病毒第一、二型感染	是 □	否 □
	3. 曾经感染 EB 病毒而造成免疫功能不全	是 □	否 □
	4. 曾是幽门杆菌感染的胃溃疡患者	是 □	否 □
	5. 曾接受器官移植而长时间使用环孢菌素，或其他免疫抑制剂	是 □	否 □
血液系统肿瘤	1. 家族中有罹患白血病、唐氏综合征者	是 □	否 □
	2. 家族中有罹患神经纤维瘤者	是 □	否 □
	3. 过去曾经受过甲基类化学药物治疗癌症者	是 □	否 □
	4. 生活环境中受辐射线污染而受害者	是 □	否 □
	5. 被证实有不正常的染色体或抑癌基因缺损者	是 □	否 □
	6. 曾受 HTLV-1 病毒感染者	是 □	否 □
食道癌	1. 有喝烈酒的习惯	是 □	否 □
	2. 曾是罹患头颈（口腔）癌的患者	是 □	否 □
	3. 曾患有食道弛缓不能的疾病	是 □	否 □
	4. 曾经有过食道腐蚀性伤害的患者	是 □	否 □
	5. 喜欢吃含有亚硝基氮类的食物（如腌、烟熏、含防腐剂）	是 □	否 □
	6. 有喝热饮的习惯	是 □	否 □
	7. 吞食时有异物感，难以下咽或疼痛	是 □	否 □

续表

癌症类别	癌症高危险自我检查表	选择项
胰脏癌	1. 脂肪、糖、咖啡、酒、肉类等摄取太多	是 □　否 □
	2. 长期下痢及有脂肪便	是 □　否 □
	3. 体重减轻却找不出原因	是 □　否 □
	4. 上腹痛及背痛却找不出原因	是 □　否 □
	5. 有阻塞性黄疸的现象	是 □　否 □
	6. 没有糖尿病的家族史，在 50 岁以后发生糖尿病	是 □　否 □
	7. 老年有胰脏炎却找不出致病原因	是 □　否 □
胆囊癌	1. 曾发生胆胰管合流异常的现象	是 □　否 □
	2. 曾患有溃疡性大肠炎的患者	是 □　否 □
	3. 患有慢性胆囊炎症导致磁化胆囊	是 □　否 □
	4. 曾有胆结石的病状	是 □　否 □
膀胱癌	1. 工作的性质是染料工人	是 □　否 □
	2. 有喝酒又抽烟的习惯	是 □　否 □
	3. 曾有血尿的现象或小便有刺痛烧灼的感觉	是 □　否 □
	4. 曾患有肾、膀胱结石	是 □　否 □
	5. 是否长期染发	是 □　否 □
	6. 曾是膀胱炎患者	是 □　否 □
前列腺癌	1. 家族中有前列腺癌的患者	是 □　否 □
	2. 年龄在 70 岁以上	是 □　否 □
	3. 血液雄性激素浓度偏高	是 □　否 □
	4. 喜欢吃动物性脂肪、肉、奶制品的食物	是 □　否 □
卵巢癌	1. 过去曾患有乳腺癌、胃溃疡、胃癌、大肠癌等病史	是 □　否 □
	2. 曾出现过消化器官异常，又查不出原因	是 □　否 □
	3. 曾经有不正常阴道出血现象及合并腹胀、下腹痛的现象	是 □　否 □

说明：表右列问题若有任何回答为"是"，则此为高危。

第三章

生活方式与心理健康评估

世界卫生组织（WHO）指出：人类的健康 60％ 与个人的生活方式和行为习惯有关（图 3-1），大多数慢性病（如高血压、糖尿病、癌症等）的发生和发展与个体的生活方式、心理行为习惯密切相关。加强生活方式、心理健康的评估，并引导、督促养成良好的生活方式和保持良好心理状态，对于促进健康、提高生活质量具有重要的作用。

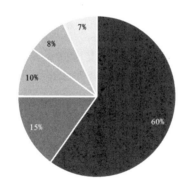

图 3-1　健康相关影响因素（WHO）

■生活方式　■遗传因素　社会因素　医疗因素　气候因素

一、生活方式与健康

1992 年，WHO 在"维多利亚宣言"中提出了关于健康的四大基石："合理膳食""适量运动""戒烟限酒""心理平衡"。这正是健康生活方式的具体体现，目前相当一部分"生活方式疾病"正在影响人们的健康，倡导健康生活方式已经是健康的必然要求。

生活方式是一个内容相当广泛的概念，指人们长期受一定文化、民族、经济、社会、风俗和规范等影响而形成的一系列生活习惯、生活态度和生活制度，包括人们的衣、食、住、行、劳动工作、休息娱乐、社会交往、待人接物等物质生活和精神生活的价值观、道德观、审美观，以及与这些方式相关的方面，是在一定的历史时期与社会条件下，各个民族、阶级和社会群体的生活模式。

WHO 指出，吸烟、酗酒和摄入过量脂肪、盐、糖等不健康的生活方式可导致疾病蔓延，而这些疾病构成了全球人口的主要死因。如每年过早离世的人当中约有 600 万人与吸烟有关，330 万人与酗酒有关，320 万人与缺乏体育活动有关，170 万人则因为摄入盐量过多，约有 84% 的青少年锻炼不足。据估计，中国由生活方式因素导致的死亡人数占总死亡人数的 67%，改变不良生活方式是提高健康水平的重要途经之一。

良好的生活方式指符合社会道德标准、有益于个体身心健康的生活习惯和行为态度。古人云：起居时、饮食节、寒暑适，则身利而寿命益；否则形体累、寿命损。糖尿病、心血管疾病、部分癌症等被称为"生活方式疾病"，倡导健康生活方式已经是健康发展的必然要求。

二、心理与健康

心理健康是整体健康非常重要的组成部分，包括无心理疾病（心理健康的最基本条件）和具有积极发展的心理状态（即能够维持自己的心理健康，主动减少问题行为和解决心理困扰）。

心理与健康的联系古代文献中就有专门的记载，如《黄帝内经》中有"怒伤肝、喜伤心、忧伤肺、思伤脾、恐伤肾"之说，明确提出心理因素能导致躯体疾病的产生。

（一）情绪与健康

心理因素可通过情绪活动作为媒介来影响躯体内脏器官功能。研究发现，积极的情绪对生命活动有着良好的促进作用，可以提高脑力和体力活动的强度和效率，使人保持健康；而消极的情绪过度或持续太久，会导致神经活动机能失调，造成某些器官和系统的疾病。例如个体在威胁情境下产生的焦虑或愤怒反应，同时会伴随着肾上腺素、肾上腺皮质激素及抗利尿激素的增加，因而引起心率加快、血管收缩、血压升高、呼吸增快、胃肠活动减慢、新陈代谢率增高等。如果消极情绪经常反复出现，它所引起的长期或过度的精神紧张，还会造成机体的病理改变，如自主神经功能紊乱、内分泌功能失调、血压持续地升高等，都可能转变为某些器官、系统的疾病。临床上，高血压、心脏病、胃溃疡、支气管哮喘、月经失调、癌症等与情绪有着密切的关系。

（二）人格与健康

人格指个体的整体精神面貌，人格特征不但决定着一个人的日常行为模式、生活方式，影响对各种刺激物的认识与评价，也影响和决定了一个人对外界挑战的适应和应对方式、能力与效果，影响着个体同他人的关系，从而在某种程度上决定了所能得到和利用的社会性支持的质量。

例如，A型性格者富有闯劲，雄心勃勃，竞争意识强，爱显示才能，比较急躁，难以克制，检查发现这些人胆固醇、三酰甘油、去甲肾上腺素和促肾上腺皮质激素水平增高，患冠心病风险大大增加。此外，性格上被动、好依赖、顺从、不爱与人交往、缺乏创造性的个体容易患消化性溃疡；性格敏感、情感不外露、刻板、追求十全十美和洁癖等特点的个体患类风湿性关节炎者较多；总是克制自己的情感，不善于发泄，长期处于孤独、矛盾、忧郁和失望的情境中的人（通常称之为C型性格）容易患癌症。可见，个体人格特点与健康关系密切。

（三）生活事件与身心疾病

生活事件指使人感到紧张的事件或环境刺激，作为一类社会因素，常常通过心理因素作为中介来对人的躯体发生影响。常见的生活事件如图3-2所示。

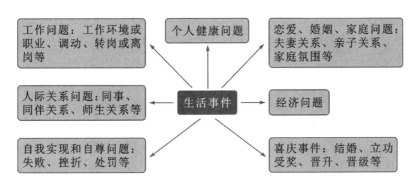

图3-2 生活事件分类

很多疾病与心理社会因素密切关联。关注心理健康并正确面对心理障碍是维持心理健康的基础。了解自我心理特点，积极维护心理健康，对于提高个人社会适应性，建立健康生活方式，促进终身健康，从而全面提高中国国民整体素质有着重要意义。心理健康工作还有助于维护国民心理健康水平，改善国民身心健康素质，提高整体生命质量，减轻疾病负担，促进家庭和谐，构建良好社会氛围。

第一节 生活方式评估

一、生活方式的自我评价

生活方式一般可以分为不健康和健康生活方式两类（图3-3）。

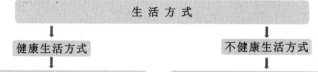

图 3-3　生活方式分类

个体生活方式变化和波动很大，国内外一般是借鉴心理学中行为测量的方法，采用量表工具对健康生活方式进行测量。本节主要介绍几种简单、易于操作的量表，以供进行自我评价。

（一）健康生活习惯量表（附录 2）

由罗伯特和桑德拉等人设计，用于评价与疾病预防和健康促进相关的行为。该量表包括 10 个条目，其中 5 个条目是有利于健康的习惯（刷牙、足够休息、参加强度大的体育运动、喝水及做伸展锻炼），5 个条目是对健康有危害的习惯（吸毒或者服用成瘾性药物、过度进食、吸烟、吃垃圾食品、狼吞虎咽进食）。该量表把条目分为健康促进和疾病预防两种模式，条目数量少，简单易行，只需 1 min 即可测量。

（二）健康促进生活方式问卷（附录 3）

健康促进生活方式量表是由美国护理学家瓦尔克等人研制完成的问卷式量表，用于评价健康人群的健康行为，包括健康责任、营养、运动、压力应对、人际关系和自我实现 6 个子量表。该量表从行为的角度全面反映了生理健康、心理健康到社会功能健康等各方面内容。目前，已广泛应用于健康促进和生活方式的研究之中。

（三）个人生活方式问卷（附录 4）

布朗等国外学者基于成年人群，研制了 24 个条目的个人生活方式问卷，测量个体从事健康促进活动的程度。分为 6 个子量表：锻炼、物质使用、饮食、休闲、安全和总的健康促进。

二、生活方式自我指导

生活方式的自我指导：①培养健康的生活方式；②改变现有的不良生活方式。可以参考以下几点进行。

（一）坚持体育锻炼

哈佛心理健康学报将运动锻炼概括为"一种用于治疗各种精神疾病的健康、低成本方式"。有研究显示，锻炼与体适能对心理症状有很大影响，锻炼与体适能每上升一个单位，心理健康阳性症状就下降大约21％。运动锻炼可以开发人体多种潜能和强身健体，可以减少诱发各种疾病的危险（包括癌症），并且对治疗包括心血管疾病、糖尿病和前列腺癌症在内的疾病也十分有效。在预防心理疾病方面，一些横断面研究和前瞻性调查发现，运动锻炼可以降低抑郁和退行性疾病的发病风险，包括与年龄相关的认知退化疾病、阿兹海默症和帕金森症。在治疗心理疾病方面，运动锻炼有利于治疗各种反应障碍，包括抑郁症、焦虑症、进食障碍、成瘾性疾病和身体变形障碍。运动锻炼的具体内容见"运动处方"部分。

（二）合理膳食

饮食相关因素对人类心理健康具有重要影响。食物的合理搭配是生活方式改变的关键，越来越多的证据证明营养食品可以对心理健康起到预防和治疗的作用，如维生素D作为一种具有多种神经性功能的营养素，其与认知功能、抑郁症、心境障碍，以及精神分裂症的治疗具有密切的联系。因此多食用富含维生素D的食物不仅可以预防心理疾病的发生，同时有助于心理疾病的治疗。合理膳食具体内容见第六章膳食营养安全与健康。

（三）培养良好的人际关系

人际关系指人与人之间通过交往与相互作用而形成的直接的心理关系，反映了个人或群体满足其社会需要的心理状态。主要包括朋友关系、夫妻关系、亲子关系、同伴关系、师生关系、同事关系等。

人际关系对于个人的成长、事业的成功，以及健康体魄都是至关重要的。良好人际关系的培养包括：①学习相关人际交往的知识与技巧。从培养和提高自我表达能力开始，说话掌握"适时""适量""适度"的原则，在合适的场合合适的时刻说准确的话。②走出自己的小世界，运用所学的知识技能，主动与他人沟通。③培养和提高人际融合能力：调整自己的观念，使自己勇敢地面对世界，接纳世界上的善与恶，学会取其精华去其糟粕，将自己完全融入社会。

（四）改善睡眠质量

充足、高质量的睡眠是身体健康的前提。睡眠不足、睡眠障碍（入睡困难、易惊醒、早醒等）的人更容易罹患神经衰弱与抑郁症。改善睡眠质量有助于改善心理不适状态。改善睡眠质量的方法包括：①提前上床睡觉时间，为入睡提供充足的时间。②睡前避免刺激，如长时间玩手机、看恐怖片，或者与他人聊天。③睡前可采取有利于睡眠的相关措施，如喝一杯热牛奶、使用安神有助于睡眠的香薰。④向医生寻求帮助，如果长期为睡眠感到困扰，甚至因为睡眠而产生心理不适感觉，请及时就医，医生会根据你的症状来帮助你。

（五）回归自然

生态环境是影响心理健康的重要因素，纯净的自然环境有利于心理的健康发展。因此，当你被生活的重压折磨时，不妨走出家门，走进自然，感受大自然的新鲜空气，让在世俗中疲惫不堪的身体得以真正的放松，心灵得以净化。不仅能以更饱满的精神去迎接新的工作，心里的郁结也可以得以释怀。

三、生活方式动态监测

对于健康生活方式的指导除了上述所说的合理作息、加强锻炼、优化膳食结构、戒除不良生活习惯等之外，健康的生活方式还需要不断坚持和观察，即动态监测，即把单纯的一次性测量和评价变成连续的、动态的观察与评价，以便发现行为方式的改变，为健康促进和提高提供更加全面的、可靠的动态观察资料，目的是为了将单一的结果变成连续的变化，从而反映出问题所在，早发现早纠正，及早预防不良生活方式带来的负性健康效应。以下几种方法可供尝试。

（1）利用生活方式自评量表进行自评并记录，然后隔段时间（如半个月、1个月、3个月等）再进行复测，可以反复多进行几次，比较结果是否改变，分析哪些地方改变了，改变的原因是什么，改变的结果对自己的健康有什么影响，怎样才能更好地促进健康生活方式的建立。

（2）制定健康促进计划。根据自我身心状况，结合环境条件，制定科学、实用的健康促进计划。计划应该具体详细，并且具有可行性，在实施过程中可选择一位监督者，敦促自己。计划应该有明确具体的目标，如因为不经常锻炼导致肥胖就可以控制体重为目标，量身制定合理的锻炼计划和制定健康食谱。计划每进行一段时间都应该有相应的记录，要及时向监督者进行反馈，鼓励自己坚持，对于发现的问题也要及时纠正和修正计划。

（3）家庭里可以定期开展健康生活方式交流会，及时对最近的动态进行反馈，并进行自我总结，以便更好地发现问题及时改进，而且好的生活方式可以相互学习，并且应该得到鼓励和肯定。他人的认可会帮助自己更好地坚持下去；同时，家长应该为孩子提供健康信息，创造安全和支持性的环境；家庭内部也可以积极进行有关营养、锻炼、压力管理、放松技巧和生活技巧建构等讨论，分享健康秘籍，营造全体健康生活方式的良好氛围。

动态监测的意义

国内外的许多研究都表明，动态监测是一项效益比很高的工作，花费少且高效，对于所要观察疾病的早期发现及促进个体积极参与都有很大帮助。

1. 早期发现不良生活习惯

动态监测不仅可以发现和评价当前的生活方式是否有利于健康，而且还可以根据其动态过程趋势而发现是否偏离正常，早发现、早预防。如家庭中某位成员连续几次健康生活方式测量评价都在偏下水平，说明这段时间实际上他的生活方式已经偏离了正常，很可能已经损害了健康，应该及时纠正。

2. 控制危险因素，促进身心发展

生活方式不仅仅只是生活习惯问题，是建立在长期生活条件和个人行为方式互相影响基础之上的一种生存方式，受到社会因素和个人特征的影响。特别是内因，即心理或者情绪问题，在一次检查中很难发现，但是通过监测这种动态观察的方式就可以及早发现是否发生异常变化，促进身心健康发展。

3. 促进家庭各成员的能动性，增加家庭凝聚力

了解生活方式评价的知识和方法后，积极鼓励家中成员参与其中，及时了解健康状况，掌握各成员生活方式的变化及其特点，促进健康生活方式的建立。如某位成员最近总是精力不集中，发现可能是因为有熬夜玩手机的习惯，就可以有针对性的进行改正，"对症下药"，其他家庭成员可以对他进行监督和鼓励陪伴，还可以促进情感交流，增加凝聚力和向心力。

4. 有利于保健工作开展，增加健康教育机会

健康教育是公民素质教育的重要内容，而个人营养、教养、保健和常见病防治都关系到几代人的身心素质。健康教育是连接健康信息和健康实践的桥梁，鼓励人们接受并利用健康信息，采取和保持健康生活方式，减少、控制危险因素，明智选择卫生服务，制定健康计划，改善自身健康状况，提高生存质量。

第二节 心理健康评估

一、心理健康的内容

1946年第三届国际心理卫生大会指出，心理健康指"身体、智力、情绪十

分协调；适应环境，在人际交往中能彼此谦让；有幸福感；在工作和职业中能充分发挥自己的能力，过有效率的生活"。另外，在《简明不列颠百科全书》中将心理健康解释为："个体心理在本身及环境条件许可范围内所能达到的最佳状态，但不是十全十美的绝对状态。"一般认为，心理健康指人的一种较稳定持久的心理机能状态，主要表现为在人际交往中能否使自己的心态保持平衡，使情绪、需要、认知保持一种稳定状态，并表现出一个真实自我的相对稳定的人格特征，即个体不仅自我感觉良好，与社会发展和谐，发挥最佳的心理效能，而且能进行自我保健，自觉减少行为问题和精神疾病。心理健康的主要表现见图3-4。

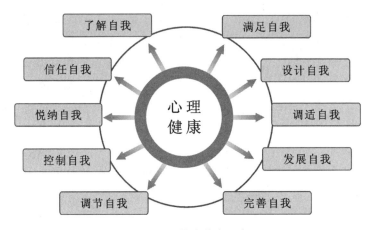

图 3-4　心理健康的主要表现

根据评估，一个人如果在心理健康方面出现偏差就会产生心理问题，甚至心理障碍，即指个体的心理偏离了常规标准或准则，并伴有个体痛苦体验或心理功能的损害，从而影响其正常的生活、工作和学习的心理异常状态。在实际中，心理障碍的界定主要是根据人们在认知、情感、躯体、行为等方面的症状，这些问题如果得不到及时疏解和治疗，可能会进一步加重损害，导致身心痛苦、伤残甚至死亡，给家庭带来极大的伤害。加强心理健康评估，及早预防心理健康问题，不仅是个体健康的需要，也是社会进步和发展所必需。

二、心理健康评定

心理健康的评定大多采用可靠、有效的心理量表或问卷进行，具有客观性、可比性和可重复性。目前，国外已经发展出比较成熟的心理健康评估工具和量表，如《症状自评量表》《艾森克人格问卷》《抑郁自评量表》《焦虑自评量表》《生活事件调查问卷》等，这些量表和问卷经过本土化，能较好应用于中国人群的心理健康评定。本章着重介绍《症状自评量表》。

症状自评量表（the self-report symptom inventory，symptom check-list 90，SCL-90）包含 90 个项目，分为 5 级评分的心理症状自评表，基本上是用来评价个体自觉症状的严重程度。该量表有容量大、反映症状丰富、更能准确反映患者的自觉症状特性等优点。在所有评定项目中，分别从感觉、情绪、思维、意识、行为直至生活习惯、人际关系、饮食睡眠等方面，特别是病理的情绪反应，对于测试者进行全面的自我评定（附录 5）。

三、情绪评定

情绪在一定程度上可以反映人们内心的世界，使用情绪评价量表可以帮助人们在日常生活中更好地评估自己的情绪，也可以帮助个体自查以期早期发现心理疾病，及时就医。这里介绍两个量表：抑郁自评量表（SDS）和焦虑自评量表（SAS）。

（一）抑郁自评量表（SDS）（附录 6）

本量表含有 20 个项目，其原型是 Zung 抑郁量表（Zung depression scale，1965），其特点是使用简便，并能相当直观地反映抑郁者的主观感受。SDS 采用 4 级评分，主要评定项目所定义的症状出现的频度，其标准为："1"没有或很少时间；"2"小部分时间；"3"相当多时间；"4"绝大部分或全部时间。SDS 主要适用于具有抑郁症状的成年人，对心理咨询门诊及有心理障碍的住院患者都可以应用。

（二）焦虑自评量表（SAS）（附录 7）

由 Zung 于 1971 年编制，从量表构造的形式到具体评定办法，都与抑郁自评量表（SDS）十分相似，也是一个含有 20 个项目，分为 4 级评分的自评量表，用于评出焦虑的主观感受。SAS 适用于具有焦虑症状的成年人。它与 SDS 一样，具有较广泛的适用性。

SAS 的评定方法，类同 SDS。

四、性格评定

性格指一个人对现实的稳定的态度，以及与这种态度相应的、习惯化了的行为方式中表现出来的人格特征。性格在一个人身上表现出来的是一个有机的整体，但是为了详细地了解性格，又可以将其分解为不同的方面。在心理学中有许多量表可以来测试个人的性格，这里要介绍的是目前应用最为广泛较为成熟的艾森克人格问卷（EPQ）（附录 8）。

艾森克人格问卷（EPQ）是英国心理学家 H. J. 艾森克编制的一种自陈量表，有儿童问卷和成人问卷两种格式，分别适用于 7～15 岁和 16 岁以上个体。

中国经过标准化后广泛使用，成人和儿童版本均包含88道题目，有良好的信度和效度。该量表包括四个分量表：内外倾向量表（E）、情绪性量表（N）、心理变态量表（P，又称精神质）和效度量表（L）。P、E、N量表得分随年龄增加而下降，L则上升。精神患者的P、N分数都较高，L分数极高。分量表意义如下：

1. 内外倾向量表（E） 分数高表示人格外向，可能是好交际、渴望刺激和冒险，情感易于冲动。分数低表示人格内向，可能是好静，富于内省，除了亲密的朋友之外，对一般人缄默冷淡，不喜欢刺激，喜欢有秩序的生活方式，情绪比较稳定。

2. 情绪性量表（N） 反映的是正常行为，与病症无关。分数高可能是焦虑、担心、常常郁郁不乐、忧心忡忡，有强烈的情绪反应，以至于出现不够理智的行为。

3. 心理变态量表（P） 并非暗指精神病，在所有人身上都存在，只是程度不同。但如果某人表现明显，则容易发展成行为异常。分数高可能是孤独、不关心他人，难以适应外部环境，不近人情，感觉迟钝，与别人不友好，喜欢寻衅搅扰，喜欢干奇特的事情，并且不顾危险。

4. 效度量表（L） 测定被试的掩饰、假托或自身隐蔽，或者测定其社会性朴实幼稚的水平。L与其他量表的功能有联系，但本身代表一种稳定的人格功能。

五、其他

（一）生活事件量表（LES）（附录9）

LES是自评量表，含有48条较常见的生活事件，包括3个方面的问题。一是家庭生活方面（有28条），二是工作学习方面（有13条），三是社交及其他方面（7条）。另设有2条空白项目，供填写当事者自己经历而表中并未列出的某些事件。LES适用于16岁以上的正常人、神经症、身心疾病、各种躯体疾病患者以及自知力恢复的重性精神病患者。

（二）社会支持评定量表（SSRS）（附录10）

社会支持（social support），指个体与社会各方面，包括亲属、朋友、同事、伙伴等个体，以及家庭、单位、党团、工会等社团组织所产生的精神上和物质上的联系程度。社会支持具有减轻应激的作用，是应激作用过程中个体"可利用的外部资源"。量表从社会支持与身心健康的关系为理论指导，根据被测者的社会支持情况，对形成被测者心理障碍的社会环境原因做出可能性推测。问卷共14个条目，包含客观支持、主观支持和对支持的利用度3个维度。SSRS适用于14岁以上各类人群（尤其是普通人群）的健康测量。

一般来说，得分越高说明个体获得的社会支持越大，其与社会各方面，所产生的精神上和物质上的联系程度越强，面对困难和挫折时能减轻应激反应，从而维持个体良好的情绪，促进健康。

（三）A 型行为类型问卷（type A behavior pattern scale，TABP）

A 型行为是美国著名心脏病学家弗里德曼（Friedman M.）和罗森曼（Roseman R. H.）于 20 世纪 50 年代首次提出的概念。临床上发现许多冠心患者都表现出一些典型而共同的特点，如雄心勃勃、争强好胜、醉心于工作但是缺乏耐心、容易产生敌意情绪、常有时间紧迫感等。他们把这类人的行为表现特点称之为 A 型行为类型，而相对缺乏这类特点的行为称之为 B 型行为。A 型性格被认为是一种冠心病的易患行为模式。

国内学者张伯源编制的"A 型行为问卷"具有良好的实用性（详见附录11）。该问卷有 60 个条目组成，可分别归入 3 个部分：① "TH"，有 25 题，表示时间匆忙感（time hurry），时间紧迫感和做事快等特征；② "CH"，有 25 题，表示争强好胜（competitive），怀有戒心或敌意（hostility）和缺乏耐性等特征；③ "L"，有 10 题，为真实性的校正（即测谎）题。

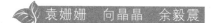

第四章

压力与健康

压力是影响身心健康的重要因素之一，压力无处不在，伴随每个人一生。压力是一把"双刃剑"，即适度的压力对人的身心健康可产生积极效果，但长期过度压力则会对人产生不利影响。那么，应该如何正确面对压力呢？

一、什么是压力

"心理压力"作为一个日常用语，对现代人来说早已不算陌生。心理压力已成为人们日常生活体验较多的一种心理感受，是一个最为敏感的现实问题之一。如感到焦虑、感到被压得喘不过气来、感到快要崩溃了等。人人都经历过压力，但什么是压力？压力对人的身心健康到底有何影响？怎样进行调节和管理压力？

（一）心理压力

心理压力，即精神压力，指心理压力源和心理压力反应共同构成的一种认知和行为体验过程。心理学家汉斯·塞尔斯是第一个使用术语"stress（压力）"的人。"stress"来源于拉丁文"stringere"，原意是痛苦；是"distress（悲痛、穷困）"的缩写，有"紧张、压力、强调"等意思。心理压力总的来说来源于社会、生活和竞争3个方面。压力过大、过多则会损害身心健康。现代医学证明，心理压力会削弱人体免疫系统，从而使人更容易生病。

（二）压力具有普遍性

世界各国的人都表现出很高的压力水平，如日本的过劳死非常常见。在英国、美国、德国、芬兰和波兰等国，每10名员工就有1人处于忧郁、焦虑、压力或过度工作的处境之中。在芬兰，心理健康失调成为发放伤残津贴的主要原因，50%的劳工或多或少都存在与压力有关的症状，7%的劳工工作过度而出现劳累及睡眠失调等症状。在美国，37%的人报告工作压力增加，75%～90%就医的人都会抱怨工作压力太大。据估计，每天约有100万的员工为了逃避压力而缺勤，每年由于压力而损失5.5亿个工作日。据美国《赫芬顿邮报》报道，"压力山大"并不是一句夸张的话，现代人经历着各种形式的压力，有的来自工作，有的来自家庭。

美国超过 1/4 的人（约 6 000 万人），认为自己经历着巨大压力。

中国正处于社会转型期，个人生活和工作中的冲突增多，人与人之间的关系常处于冲突-调整或重建状态。社会竞争带来的压迫感，可能使心理长期紧张，精神处于持续应激状态，从而影响身体各个系统的机能。其影响的首要表现是神经-精神调节性疾病发病率的增长。据中国部分地区精神疾病流行病调查结果估算，中国 15 岁以上人口中，各类精神疾病患者人数超过 1 亿人，其中 1 600 万人是重性精神障碍患者，发病率占人口总数的 1%～1.5%。面对压力，人们常常感到束手无策。有 85% 的白领认为自己缺乏职业安全感，担心失业、职业不稳定、缺少归属感、对可能出现的失败表示忧虑、在工作中经常感到被挫伤自尊心等。

（三）不同年龄层次人群压力的感受和表现不同

婴幼儿的压力主要表现在生存和亲情方面。新生儿要通过自身的吸吮动作来获得生存的给养，身心面临重新适应的挑战；婴儿要学会翻、坐、爬、站、走，学会表达需要与情感。他们需要爱抚、微笑、喂养、话语等感情的温暖。在此期间，是否有母爱对其身心发育关系重大。随着幼儿独立意识的出现，凭借他们简单的逻辑思维和判断推理，开始"自行其是"，经常会出现反叛行为，再加上中国特有的寄养问题的存在，有时造成儿童心理缺陷或精神疾病。进入学龄期从以游戏为主的生活过渡到以学习为主的校园生活，这是行为上的最大变化。此时的他们有极强的求知欲、想象力和"破坏"力，要适应学校的纪律和规则要求，使自己的行为更符合社会角色的要求，要克制自己的"破坏"力与反叛意识，在得到社会与他人认同的同时，也满足了自尊心的需求。由于社会的都市化、小家庭状况，限制了孩子与自然接触、与人交往的机会，他们从小在电视、电脑的陪伴下长大，缺乏身体多种感官信息的输入，表现出注意力不集中、躁动不安、胆小害羞、动作不协调、平衡能力差、反应迟钝或过于敏感等一系列感觉综合失调症，这些都与压力有关。

青少年时期主要压力是学习压力和恋爱压力。青少年时期是生动活泼、精力充沛的时期，也是最淘气、逆反心理最强的时期。他们身心发展速度很快，但稳定性差。例如，随着青少年接触大量的新生事物，其内心体验、情感不断深化和成熟。但他们情绪体验敏感而不稳定，情绪反应快而强烈，持续时间不长。他们主要面临学习、考试焦虑、自我中心、人际关系紧张等问题，进入青春期还存在恋爱与性意识的问题。性意识的萌发是美好和敏感的，是个体发展到一定阶段，因迅速变化的激素作用，必然产生的生理、心理反应。但这些反应有时会令青春期男女感到焦虑与不安，甚至会出现恐慌感。从学校步入社会，要面对各种机遇和挑战，由于生活经验缺乏，对社会生活中许多复杂现象还缺乏一定的分析和辨别的能力，当遇到挫折或身处逆境时，他们也会感到疑惑、彷徨。

中年时期一般容易产生婚姻、工作等方面的压力。中年人生理功能从成熟逐渐走向衰退，常常会出现渴望健康与追求成就、工作繁忙而无暇顾及自己的身体等矛盾。面对错综复杂的人际关系，既要处理好上下级及同事的关系，又要处理好亲属、朋友的关系，既要事业的成功与发展，又要和睦、安定的家庭作后盾。而人的精力有限，往往是"鱼与熊掌不可兼得"，便形成了中年人心理压力或应激状态。

老年人主要是生活和健康的压力。老年人生理功能逐渐衰退，大脑皮质开始萎缩，认知与应变能力下降。对离退休生活的不适应，对自己养老问题的担忧，对自身健康的主观评价差及对死亡的恐惧等也会产生心理应激状态。

总之，人在一定的社会环境中生活，各种各样的情境变化或刺激事件都会对人产生影响，如果机体感到刺激的存在，必然会产生主观的评价，同时引起一系列相应的心理生理变化，并通过信息加工对刺激做出相应的反应。适度的心理压力或应激，对机体适应环境是有利的，它可以提高机体的警觉水平，动员机体内部的潜能，以应付各种变化的情境和事件的挑战。如果心理压力太大又持续时间过长，需要机体做出较大的努力才能适应，或者超出了个体所能承受的应对能力，就会扰乱人正常的心理活动和生理功能的平衡，损害人的身心健康，甚至会造成身体及精神疾病。

二、心理压力的来源

心理压力来源又称应激源或紧张源，指对个体的适应能力进行挑战，促进个体产生压力反应的因素。一个人的生活过程就是对刺激、压力和变化不断做出反应，永不停息的过程。人不能生活在真空中，相反，人是个"开放的系统"，不断地与外界环境交换能量、信息和感知，同时也会对自己提出要求。从这一角度来看，压力源是一直存在的，适应是个持续的过程，压力源实质上是没有负面影响（中性的）的生活事实（件）。但当人们不能适应压力，就会导致身体的不适或情绪紊乱。处于这种情况下，压力源就会变成不良压力源。常见的压力源有很多类型，如环境、化学、社会、交通、家庭、痛苦、身体、决定、恐惧、变化、疾病、工作等。

压力来源归纳起来，主要分为以下两大类。

（一）按压力的性质分

1. 生物性压力源 躯体创伤或疾病、饥饿、性剥夺、睡眠剥夺等。

2. 精神性压力源 错误的认知结构、个体不良经验、道德冲突、不良个性心理特点等。

3. 社会环境性压力源 指一组直接阻碍和破坏个体社会需求的事件。分为两方面：纯社会性的，如重大社会变革、重要人际关系破裂、家庭长期冲突、战争、被监禁等；由自身状况造成的人际适应问题等。

（二）按压力的具体来源分

1. 个人方面的压力源 生理层面、心理层面和其他层面等。

2. 家庭方面的压力源 亲属关系紧张、重大事故、经济拮据和家庭暴力等。

3. 组织方面的压力源 任务方面、角色方面、人际关系、组织结构、组织环境等。

4. 社会环境方面的压力源 政局动荡不安、治安败坏、过分都市化、社会期待、舆论压力等。

现实中没有纯粹的单一性压力源，压力源大都包含两种及以上的因素，一般是几种压力源综合作用从而使人产生压力感。

心理压力的大小与生活事件有着密切的关系，从以下生活事件的压力评价表 4-1 就可以看出其相互关系，人们经历不同的压力事件（源）所产生的压力指数是不同的。

表 4-1　生活事件与压力指数评分表

序号	生活事件	压力感	序号	生活事件	压力感
1	丧偶	100	23	儿女长大离家	29
2	离婚	73	24	触犯刑法	29
3	夫妻分居	65	25	取得杰出成就	28
4	坐牢	63	26	妻子开始或停止工作	26
5	直系亲属死亡	63	27	开始或结束学校教育	26
6	受伤或生病	53	28	生活条件的改变	25
7	结婚	50	29	改变个人的习惯	24
8	失业	47	30	与上司闹矛盾	23
9	复婚	45	31	工作时间或条件改变	20
10	退休	45	32	迁居	20
11	家庭成员生病	44	33	转学	20
12	怀孕	40	34	娱乐方式的改变	19
13	性生活不协调	39	35	宗教活动的改变	19
14	新家庭成员诞生	39	36	社会活动的改变	18
15	调整工作	39	37	少量抵押和贷款	17
16	经济地位变化	38	38	改变睡眠习惯	16
17	其他亲友去世	37	39	家庭成员居住条件改变	15
18	改变工作行业	36	40	饮食习惯改变	15
19	一般家庭纠纷	35	41	休假	13
20	借贷大笔款项	31	42	过重大节日	12
21	取消抵押或贷款	30	43	轻度违法	11
22	工作责任改变	29			

第一节　压力与健康的关系

人们常说"有压力才有动力"。有研究认为，适度的压力可激发人的潜能。面对生活中的挫折与逆境时，人既需要有耐挫力，也需要有排挫的能力，其中耐挫力会使人勇于承受各种生活压力，不因一时的困境而丧失斗志，放弃自我信念；而排挫的能力则使人善于化解各种生活压力，化险为夷，转危为安。适度的压力是维持人们的心理功能和生理功能的必要条件，同时有助于人们适应环境、增强能力、提高效率。压力就像一根小提琴的弦，没有压力，就不会产生美妙的音乐，但是，如果琴弦绷得太紧，就会断掉。

压力让生命更强健。一位动物学家对生活在非洲大草原奥兰治河两岸的羚羊群进行过研究，他发现东岸羚羊群的繁殖能力比西岸的强，奔跑速度也不一样，每分钟要比西岸的快 13 米。对这些差别，这位动物学家曾百思不得其解，因为这些羚羊的生存环境和属类都是相同的，饲料来源也一样，都以一种名叫莺萝的牧草为主。有一年，他在动物保护协会的协助下，在东西两岸各捉了 10 只羚羊，把它们相互送往对岸。结果，运到西岸的 10 只一年后繁殖到 14 只，运到东岸的 10 只剩下 3 只，那 7 只全被狼吃了。这是压力产生的"鲶鱼效应"的表现。

压力可以转化为动力。海伦·凯勒在一岁多的时候，因为生病，从此眼睛看不见，并且又聋又哑。由于这个原因，海伦的脾气变得非常暴躁，动不动就发脾气摔东西。她家里人看这样下去不是办法，便替她请来一位很有耐心的家庭教师苏丽文小姐。海伦在她的熏陶和教育下，利用仅有的触觉、味觉和嗅觉来认识四周的环境，努力充实自己，后来更进一步学习写作。几年以后，当她的第一本著作《我的一生》出版时，立即轰动了全美国。当把失明仅仅当作一项压力的时候，她痛苦惆怅，所以她不能真正面对生活；当她把压力化作动力的时候，生活就选择了她，她也选择了生活。

一、压力对身心健康的双重作用

压力对人的影响是一把"双刃剑"，适度的心理压力对人身心健康和工作效率会产生正面影响。适度的心理压力既可以成为人生的动力，也可以提升人的免疫力，还能催人奋进，提高工作效率。

从压力对健康的关系和作用来看，压力可分为中性压力、不良压力和积极压力 3 种类型。

1. 中性压力　在大部分时间里，压力是中性的，无所谓有利或有害。压力产生的心率加快、血压上升、肌肉紧张等唤醒，从本质上来说无所谓好与坏。

2. 不良压力 人的唤醒或焦虑过高或过低时，不良压力就随之而来。正如拉扎勒斯和福尔克曼所指出的那样，个体是否把所经历的事情看成有害事件，取决于该压力源被感知的程度是否超过了个人应对该压力源的心理资源，取决于个人的健康是否遭到威胁。贯彻本书的主旨认为，事件本身并不会令人烦恼，只有当个体把事件作为有害事件来看待时，才会变得令人烦恼。

（1）不良压力的症状表现：注意力不集中、坏脾气、易发火、双手发抖、胃绞痛、肩部绷紧、腰痛、急躁、焦虑、抑郁、思维混乱、语速过快、易怒等。

（2）与压力有关的身心障碍（疾病）：偏头痛、非心脏性胸痛、类风湿性关节炎、紧张性头痛、前列腺炎、胃肠溃疡、结肠炎、腰背痛、心脏病、癌症、头晕目眩、高血压、恐惧症等。

（3）长期和周而复始的不良压力的危害：工作或学习效率降低、潜能被埋没、高自卑、缺少快乐和无价值感、事业无进展、不关心公众问题、身体疾病、对生活、工作和人际关系满意度降低、不参加娱乐游戏、活力衰退、丧失性欲、氛围紧张、自由表达障碍、家庭破裂、心理压抑、家庭暴力等。

3. 积极压力 若能合理控制压力，则会对身体和心理产生极大好处。个人的成长主要是通过不断面对压力，不断突破个人极限发展起来的。少量压力有益于身心健康。

二、压力的积极效应

美国一位科学家曾用两只小老鼠做了一次实验，他把两只小老鼠放在一个仿真的自然环境中，并把其中一只小白鼠所谓的"压力基因"全部抽取出来。那只被抽走了压力基因的小白鼠从一开始就生活在兴奋之中，他的好奇心远远大于那只小灰鼠，只用一天的时间把 500 平方米的全部空间都大摇大摆地观察了一遍。那只未被抽取压力基因的小灰鼠走路或觅食时总是小心翼翼，用了近 4 d 时间才把整个仿真空间全部熟悉。灰老鼠最高只爬上了盛有食物的那个仅高 2 米的吊篮。而小白鼠在仿真空间的第三天，因为没有任何压力而爬上了那个高达 13 米的假山，在试验能不能通过一个小石块时一下子摔了下来，死了。灰老鼠因为有一定的压力，处处谨慎小心，没有出现任何意外，他甚至开始为自己积蓄过冬的粮食，在试验十几天后，灰老鼠鲜活地出来了。

人们常因为自己的慵懒而埋怨周围的竞争太过激烈，或因自己某方面能力不够而强调自己的压力太大。事实上没有了压力，人也会像那只小白鼠一样，从实际上能够平衡度过的高处摔下来。因为人如果在没有一点压力的状态下，是很容易分心、大意，直至失去斗志、变得懒惰，灾难也随之而来。所以，保持斗志与韧性的最佳方法就是让自己时刻处于一种适当的压力当中。在适度的心理压力之下，人能够保持较好的觉醒状态，智力活动处于较高的水平，可以更好地处理生活中的各种事件。

压力产生积极效应的原因：面对压力性事件时，人们自然地会出现一些应对反应，从生命自我保护的角度来说，这种应激反应有助于人的行动。因为在应激情况下出现的心跳加快、血压升高、肝脏分泌出大量的糖分给血液，加快了人体器官的活动功能，血液循环加快，给大脑和肌肉输送更多的能量，使人更有力量，更加机敏。远祖时期，人类在面临危险时所采用的搏斗或逃跑反应就是当今人们面临心理压力时的身体反应的起源。今天，当人们面临威胁时，也以同样的方式进行准备。身体释放出大量的肾上腺素，并迅速发生一系列生理反应，这种汹涌而来的肾上腺素的作用令身体处于高度警戒状态，对威胁做出反应。

根据美国 ABC 健康频道提到的适当压力好处，并整理归结有关文献，发现压力的积极作用主要表现如下几个方面。

1. 急中生智　低水平的压力可以刺激大脑产生一种名叫"神经营养因子"的化学物质，并加强大脑神经元之间的连接。事实上，相关专家甚至认为，这可能就是物理压力源帮助提高人体工作效率和注意力的操作机制。此外，一些研究也表明动物和人体对于压力的快速反应能够短暂地激发人的记忆和学习能力。

2. 让记忆更敏锐　偶尔的压力让人注意力更集中，能够提高人的回忆能力，在考试或工作汇报中起到积极作用。但就像其他事情一样，一定量的压力确实有帮助，若压力过大或压力持续时间过长，会让思维停滞，给回忆知识带来困难。为何急救号码是 110？研究显示，在巨大压力下，人们只能记住 3 个数字。

3. 提高免疫力　机体需要健康的免疫系统来对抗感染及疾病。生病时，压力会促使身体产生荷尔蒙，来对抗给身体造成的威胁。在身体最脆弱，即压力爆发初期时，压力对免疫系统而言无疑是一笔财富。短期压力，会让人体开启防御模式，产生额外的调节免疫系统的白介素（一种造血和免疫功能的物质），从而短暂提高免疫水平。此外，2012 年斯坦福的研究人员通过动物实验也佐证了这一点，专家们为小白鼠创设了轻微压力环境，随后这些小白鼠体内的多种防疫细胞数目都发生了大幅变化。

4. 提高工作效率及工作能力　有人说，工作常常让自己倍感压力。但成功人士通常会将压力转化为正能量及动力，绝不让压力压垮自己。在工作中，往往是工作量越少，效率就越低。工作中压力过小容易让人产生自满，影响实际完成的工作量。当你敢于冒险，选择面对工作中的困难时，这会帮助你形成坚韧不拔的精神，也能培养自信。而这些能力能提高你的社会竞争力，增加晋升机会。正确管理压力，就能让压力帮你在工作中脱颖而出。例如，现代企业对于员工的工作往往是严要求的，这种严要求在给员工带来压力的同时，也会变成激励员工把工作做得更好的动力。

5. 带给生活更多乐趣　压力会让生活更加有趣，有时人们有意识地将自己置身于压力环境中，就是为了享受生活，给生活更多乐趣。例如，面对一些挑战，初次邀请某人约会，接触从未见过的人，学习全新事物等。诸如此类的压力常常可以带给人们正面积极的结果，帮助实现满足感和健康快乐感。

6. 关注细节、把事做准确　在日常生活中，父母教育子女时常常让他们做一些家务劳动，如做卫生、倒垃圾，父母们会把这件事情描述得非常重要。如"你能把桌子擦干净可真了不起""很多小朋友做不到，但你能做到"。父母们使用这种方式是期望小孩有这种压力的时候会很细致、很愉悦地做这件事。所以良性的压力还有一种引导作用，可以使人关注细节，把事情做得更准确。

7. 增强对环境的适应能力　一帆风顺是一种理想状态，但是人们有必要学会处理一些紧急突发的压力，这样如果再碰到类似状况就应对自如了。反复经常碰到压力的情形，可以锻炼对身体和心理的掌控能力，从而不至于遇到危机就如临大敌慌了阵脚。从细胞层面分析，美国旧金山加州大学 2013 年的一项研究发现，慢性压力促进氧化损伤 DNA（去氧核糖核酸）和 RNA（核糖核酸），但是中等水平的日常压力似乎会抑制氧化损伤，加强细胞的"精神生物学适应性"。

8. 促使人追求卓越　正面的压力，可能正是完成任何工作所必需的条件。想象一下，最后期限近在咫尺，这样就不得不快速高效地完成工作了。关键一点是，人们要把压力之下的任务看做一种能承受住的挑战，而不是无法逾越的高山。积极压力还会帮助你进入一种"流畅"的状态，让人高度清醒、高度集中的参与到某个事情中去，比如工作事务、运动比赛、艺术创造等。

9. 让孕妇腹中胎儿更坚韧　准妈妈们总担心自己的焦虑会给腹中的宝宝带来负面影响——如果长时间压力过大的话，确实是会这样的。但是，准妈妈如果在孕期处于中低度水平压力中，她们的孩子在两岁的时候，表现出比毫无压力的妈妈们生下的孩子有更强的运动能力和发展能力。

三、压力的消极效应

（一）心理压力的不良表现

当身心处于压力状态下可产生一系列的生理、心理变化。这种变化往往是暂时的，当压力消除后，又逐渐恢复正常。但是如果压力持续存在，并且达到一定的强度，就可导致身体组织结构的异常，甚至发生疾病。正如托尼·巴蒂森所言："心理压力不是简单的医学问题，而是由紧张、担忧和焦虑造成的肉体、精神和情感的综合问题。"

关于精神压力的理论研究，早在1936年就被番斯·史先生提出，1956年他又提出了精神压力"适宜症候群学说"，阐明了精神压力所表现出的全身症状体征。精神压力的全身反应大体可分3个阶段。第一阶段是从刺激后的数分钟到一天之内发生的，首先是体温下降、低血压、血管收缩、血液黏滞度增高、毛细血管通透性增强、组织破损、低氧血症、高钾血症、酸中毒、嗜酸性细胞增多、急性胃肠溃疡，以及心率加速、四肢抽搐等，严重者出现休克。有时会出现与上述相反的全身反应，如副肾皮质激素分泌增多、血压上升、高氧血症、高血糖、碱中毒、体温上升、胸腺萎缩等。随后进入抵抗期，最后发展到第三期（疲惫期），在疲惫期有时可出现血性溃疡、免疫功能低下等。由此可见，精神压力经过适应期、代偿期发展到非代偿期，再到疲惫期便可出现异常，则视为疾病状态。心理压力的表现可以反映在生理、神经内分泌、神经生化、免疫功能及心理和行为等方面。简单地说，可以表现为身体和心理行为两个方面。

1. 压力在身体方面的不良表现 当个体面临压力时，会出现一系列的自主神经功能变化以调整各生理系统功能，适应新的紧急情况。心理压力的身体征兆有时可以用工程学的方式进行描述，如虎克的弹性定律。这一定律描述负荷如何令金属发生变化，施加在金属上的负荷就叫"压力"，所造成的变形就叫"应变"。虎克定律表明，如果施加的压力所造成的应变处于金属的弹性限度内，那么当压力消除时，金属仍然能恢复到原先的状态。但如果压力造成的应变超过了金属的弹性限度，就会产生永久性损伤。当虎克定律运用于人体时，压力就是内部或外部对人的要求。人承受一定程度的心理压力，一般不会受伤。人们的"弹性"限度也各不相同，心理压力能够表现在全身各处，在体内体外都被感觉到。心理压力的身体征兆可以表现为头痛、口干、呼吸紊乱、颈痛、心悸、胸口灼热、出汗、消化不良、食欲不振、恶心或胃痉挛、背痛、腹泻、脉搏太快、尿多、关节疼痛、肢体有针刺感、手脚麻木等，以上的身体表现有其内在的神经内分泌和神经生化机制。

压力与生理疾病。近50年来，一些研究者一直在关注压力和疾病的关系。慢性或持续性的压力源在生活中无法缓解时，生理系统都可能被压力所伤害，进而产生一些生理疾病。他们观察到，慢性压力能导致肌肉紧张和疲劳，也可引起高血压、周期性偏头痛、胃溃疡，或慢性腹泻。对生殖系统的作用可能导致女性月经不正常和不排卵，男性阳痿，以及男女性的激素分泌下降。压力涉及肺的变化，可加重哮喘、支气管炎和其他呼吸系统的症状。压力影响组织的**修复**，导致骨骼疏松，容易骨折。对免疫和抗炎系统的抑制，可能会降低免疫功能，使你容易患感冒和流感，也能加剧一些病变的发展，如癌症和艾滋病。

另外，长期的压力反应还能加重病情，如关节炎、慢性疼痛和糖尿病。也有证据表明，因慢性压力而导致的持续的释放和消耗去甲肾上腺素可以造成抑郁症。压力对身体方面的不良表现归纳如下：

神经系统症状——偏头痛、肌紧张性疼痛、自律神经失调症等。

呼吸系统症状——过度换气症候群、心因性咳嗽等。

循环系统症状——原发性高（低）血压、心因性狭心症、心律不齐、冠心病等。

消化系统症状——消化性溃疡、溃疡性大肠炎、肠易激综合征、心因性厌食、心因性呕吐、腹胀症、咽异感症等。

内分泌、代谢系统——肥胖症、糖尿病、心因性暴食症、甲状腺功能亢进症等。

生殖系统症状——压力会损害睾酮和精子的质量，影响生殖系统的正常功能，引起性功能障碍。女性会引起月经失调或闭经，月经周期延长，痛经等。

人格障碍与精神疾病——社会人格偏执、强迫症、抑郁症、精神分裂症等。

免疫系统——压力越大身体产生的抗体越少，受病毒感染的机会就越大等。

皮肤——压力对皮肤造成很大影响，如诱发痤疮、荨麻疹或牛皮癣等。

2. 压力在心理行为方面的不良表现　在日常生活中，过重的心理压力会引起不良的心理反应，如焦虑、忧愁、抑郁、恐惧、情绪波动、悲观失望、容易激怒，或者出现倦怠、疲劳、注意力难以集中、自主决断能力差、习惯性的糊涂与健忘、消极的"自我交谈"、感觉挫折和无奈、感觉孤立隔绝、失眠等。还可以看到有些人表现为过量饮酒、吸烟、回避人、重复行为（如不断洗手）、吸毒、强迫性的饮食障碍、改变睡眠模式等。在严重而持久的压力影响下，则会产生多方面的精神崩溃，出现能量耗竭的现象，甚至出现自杀情况。

压力与心理疾病。心理健康是身体健康的精神支柱，身体健康又是心理健康的物质基础。良好的情绪状态可以使生理功能处于最佳状态，反之则会降低或破坏某种功能而引起疾病。持续严重的压力可导致注意力下降与注意广度缩小、组织能力与长期计划能力变差、脱离现实的妄想与思维异常程度增高、情绪调节能力变差、焦虑担心的感觉增高、忧虑与无助感出现、自尊心明显降低、兴趣与热情感消失、药物乱用的频率增加及将责任转移给别人等。这些均可使人产生烦恼、焦躁、忧虑、抑郁等不良情绪，导致各种不正常的心理状态。

以上所述的身心反应彼此交错，相互影响。应激反应是一个包括生物、心理、社会行为，多变量、多层次的相互作用的动态过程。应激状态是不能持续太久的，否则会出现能量耗竭的可能。在应激过程中动用了大量的"潜在能量"或"储备能量"，这个能量的耗竭是很难补充的。长此以往，人们的应付能力就会下降，人们的防卫和抵抗疾病的能量会大大降低，加速人的衰老进程。所谓

"一夜白发"就是一个极端的例子。

（二）不同类型压力对心理健康的影响

1. 学业压力对心理健康的影响　在中国的文化传统中，人人都有"学而优则仕"的心态，认为只有通过"学"才能达到自我发展的目的。父母怀着"望子成龙，望女成凤"的期盼，认为学习是孩子个人价值实现的根本途径，而教师更是把工作重心放在如何提高学生的学习成绩上。可以说，每个小目标都是充满着理想，而又是那么具体。父母似乎每天、每月、每年都在计算着成绩，期盼下一次成绩有所提高。

孩子的成绩有所提高看起来很光鲜，然而，这对大多数青少年而言是残酷的，当他们认同这样的传统观念后，便背负着巨大的负担与压力。当他们竭尽全力努力学习的时候，父母和教师又总是为孩子制定出远远高于他们实际情况的学习目标，几乎是把学生逼到崩溃的边缘。当学业压力超过青少年可承受范围时，他们的情绪、情感功能便会受到严重损伤，暴躁不安、攻击性增强，甚至会出现如轻生、自残等极端行为。

2. 人际关系压力对心理健康的影响　青少年时期是自我意识发展的第二个飞跃期，自我意识逐渐成熟，求知欲、独立意识、自尊心和成人感逐渐增强，开始用自己的观点评判事物。但是，青少年时期的个体情感丰富且不稳定，青春期的发育尚不成熟，往往表现为情绪波动大、情感比较强烈、行事容易冲动。青少年时期也是一个心理反抗期。正是这些心理特点，使得青少年在人际关系处理上存在诸多问题。

人际关系问题的表现首先是与父母的关系，与父母之间缺乏沟通，有了距离感。心理上的成人感促使他们怀疑和挑战父母的权威，为了追求独立，对父母的管教产生逆反心理和对抗行为。其次是与教师的关系，开始以批判的眼光来评价教师，有时会对部分教师表现出崇敬或排斥甚至反感。如果不能调整好对教师的看法和态度，会影响到知识的学习和健全人格的形成。最后是与同伴的关系，与同伴不能建立良好的关系会导致青少年学校适应不良，并对社会价值的获得、社会能力的培养、学业的顺利完成，以及认知和人格的健康发展均会产生消极影响。

3. 性发展压力对心理健康的影响　青春期是以性成熟为主的一系列生理、心理、行为的突变的重要时期。在这一突变过程中，青少年所产生的与性有关的适应不良态度和行为，称为青春期心理不适。青春期的生理发育是比较快的，而心理发展的成熟却相对滞后。由此，生理的成熟和心理的不成熟就会在心理上产生诸多矛盾，包括过早的与性有关的行为，如早恋、性过错等；性偏离行为，如同性恋倾向，恋物癖等；性别角色认同障碍，如易性倾向等。生理的发育促使青少年性意识萌生和发展，性意识的发展强有力地影响着青少年的心理活动。

4. 精神压力与疾病 成人的病因或危险因素中，一过性的刺激因素是不可忽视的，这与精神压力密切相关。精神刺激所分泌的激素主要有肾上腺素、去甲肾上腺素、多巴胺、氢化可的松等多种类固醇激素。精神压力对心血管系统的影响主要是由于肾上腺素而致的心率加快，末梢血管收缩，血压上升等，另外，长时间的精神紧张容易导致冠心病的发病率增加。与精神压力有关的疾病主要有：胃溃疡以及十二指肠溃疡、神经性呕吐、原发性高血压、神经性心肌梗死、呼吸急促性症候群、支气管哮喘、甲状腺功能亢进症、痉挛性斜颈、风湿性关节炎、腰痛症、颈椎综合征、原发性白内障（含单纯性白内障）、斑秃、阳痿、更年期综合征、神经性心脏病、神经性膀胱炎、神经性食欲不振、偏头痛、肌肉紧张性头痛、神经病、失眠症、自主神经紊乱症、抑郁性精神病、其他的神经系统疾病。另外，有人证明心理上的压力比物理性的压力对人的影响更为严重。

综上所述，在心理压力与心理健康的关系中，几乎可以确定的是，心理压力与心理健康之间有着千丝万缕的联系，心理压力在某种程度上会影响到个体的心理健康。但是，关于心理压力影响心理健康的机制，研究较多的领域是应对、社会支持、人格、控制点等，研究的对象更多地集中在成人。压力与健康的关系问题是一个比较复杂的问题，还有很多机制有待探讨，在压力与健康的关系中还有其他一些因素也在起作用等。

（三）压力对不同年龄群体的身心健康的影响

应激状态是人类生活中不可避免的。关于生活压力与健康的关系，现举几个群体的情况加以说明。

1. 老年人群体 由于社会的变革、家庭的小型化、独生子女的增加等，家庭对老年人的照顾能力逐渐减弱。加之老人退休后，有许多独特的生理、心理及社会因素的影响，其适应能力比较薄弱，易受扰动，产生易怒、抑郁、焦躁、孤独、悲戚、无所适从等心理状态。如遇上失去亲人、家庭不和等生活事件，这些心理压力会变得更加沉重，成为老年性精神疾病的诱因。目前中国已有40万老年期的痴呆患者，随着老龄人口的增加，患病的人数也呈明显上升趋势。同时，老年人冠心病、高血压等身心疾病也逐渐加重。

2. 少年儿童群体 由于社会竞争日趋激烈，许多少年儿童，生活在被各种日程安排约束的环境中。过分的望子成龙和无微不至的照顾，使这些儿童得不到适当的休息。同时，不少家庭的破裂或婚姻的冲突，使这些家庭的儿童在身心方面遭受着种种的磨难、挫折，导致各种疲劳和抑郁的因素悄悄地侵害孩子们健康的机体和心理，如放学恐惧症、强迫症、交往恐惧症、厌烦乃至厌世情绪等。据国外调查，少年精神疾患已居儿童常见病第 3 位。

3. 中年知识分子群体 在影响中年知识分子健康诸因素中，因 A 型行为致病的因素尤为值得重视。目前国际上已经将 A 型行为作为冠心病发病危险因素之一。另有美国医生认为，"情绪可能是癌症的活化剂"。一些中年知识分子的心理压力增加，精神长期紧张，人体免疫功能降低，易于诱发各种慢性疾病。

第二节　压力与健康管理

压力是客观存在的普遍现象，人人都无法避免，压力本身不是问题，如何应对压力才是问题。面对压力采用不同的应对方式，会对人的生活和健康产生不同的影响。人需要将压力控制在适当的水平，使压力的程度能够与生活相协调。

如果人们在充满重压的环境之中被动终老，对自己、家人、社会都将是一种重大的失败和损失。更谈不上幸福感和创造性了。因此应该寻找积极的解决方法，解除压力，保证身心能健康地生活。那如何应对压力呢？

一、压力的消极应对方式

压力的消极应对方式主要有：过量饮酒、大量吸烟、某些不正当的夜生活等；转嫁他人，如转嫁给家人、周围的人；逃避。尽管依赖药物，服用一些镇静剂可以起到暂时减轻压力的作用，但不能根本解决产生压力的根源和压力对人的影响。

二、压力的积极应对策略与方法

积极面对压力、合理利用压力才是积极健康的生活方式。压力管理一般可分成 3 个部分：一是针对造成问题的外部压力源本身去处理，即减少或消除不适当的管理和环境因素；二是处理压力所造成的反应，即对情绪、行为及生理等方面症状的缓解和疏导；三是改变个体自身的弱点，即改变不合理的信念、行为模式和生活方式等。提供以下具体参考方法。

（一）应当学会用辩证的观点看待心理压力

既要承认压力的普遍性和不可避免性，也要承认大多数压力都是主观的。从认知心理看，在人的生活和工作中，92％的压力是不必要承受的，大多数担心、烦忧的事情是不存在的。

生活压力存在有害的一面，但它也可以成为应对压力过程的有益刺激。从这个意义讲，生活压力也是一种积极的力量。适度的生活压力对健康是有益的，实际上缺乏压力本身就是压力产生的诱因。成功地应对压力会导致较高水平的成就和信心。一个体验过适当水平压力的人，更有能力处理未来出现的过重压力，如体坛明星。

（二）分析并了解压力的原因

任何事情的产生都是有原因的，压力也是如此，当人们心理上感觉有压力时，首先找原因，然后再针对性地去应对。生活压力是通过社会环境、心理环境、生理环境而存在的，因此在每一种环境中都可能有两种力量对峙，即压力和抗力的对峙。压力是一种内部状态，而要获得如何应对压力信息，唯一方式就是与他人沟通，通过你的压力反应和其他人压力反应的比较，来缓冲或解除自身的压力。学会接受和释放压力，有许多人总是抓住过去的失望、挫折或与他人的不和等不放，不愿正确地面对和接受压力，只是陷入过去而回不到现在。倘若人们愿意改变对某种情况的感觉和态度，就会发现接受它比较容易。在接受压力的过程中，要永远记住"祸兮福所倚，福兮祸所伏"，知道"有所为，有所不为"，表现"难得糊涂"，做到"退一步海阔天空"等。在释放压力的过程中，可以采用请求协助、适当抱怨、休息一下、处理愤怒等有效的方法。例如，规定饮食、体育锻炼、戒烟限酒、卫生习惯的建立等，这些对于健康的作用更是众所周知。总之，压力是任何人都无法逃避的事实，关键是人们应当如何持积极的态度和良好的心理状态去面对生活，迎接压力的挑战，并在压力中不断地成熟起来，成为身心两方面都健康的人。

（三）正确管理自己的时间和生活方式

管理时间就是利用 80/20 法则，做重要的事情。管理生活方式包括身体锻炼、心理暗示（给自己鼓劲）、视觉化的心理图像（回忆过去美好的记忆）、培养业余爱好、呼吸法（深呼吸）、营养均衡（饮食结构、饮食习惯合理）、充足的睡眠。制定完整的压力管理方案，同时进行积极情绪方面的训练。做到劳逸结合，生活规律化。面对压力，这些最基本的压力管理方式就显得十分重要。

（四）创建一系列积极健康的方式来应对压力

（1）积极参加组织集体活动。如组织旅游、体育运动、户外拓展、各类聚会等。

（2）适当交往、建立良好的社会支持系统。

（3）培养良好的个性品质，尽量避免形成 A 型人格。

（4）调整认知、克服压力感。世界上没有任何东西可以把人压垮，只有自己才能把自己压垮。

（5）学会放松、安排必要的闲暇时间。

（6）培养健康的生活方式。

（7）心理咨询与治疗。

心理咨询师会针对求询者遇到的种种压力，提出解决问题的10点建议和9点要求：

心理咨询师对压力的10点建议：①接受压力，好像接受风雨一样，压力的增强更来自于内心的躲避。②管理压力，把注意力放在可以控制的变数上，而不是不确定的因素。③重视压力，是对个人的提醒，管理压力更是自我完善的过程，如个性完善，理念的合理化、技能的提高。④分析压力的来源，不要因为别人发展速度快而生气。心情好时向上看，心情不好时向下看。⑤压力是不是来自一种不良习惯？如习惯性的以消极念头看待自己和生活中的人，习惯性地自我怀疑和自我批评，习惯性地躲避压力。⑥不要设立不切实际的目标，对自己的未来做合理的期望。⑦注意自我保护，首先要肯定自己，接纳自己，善待自己，学会从不同角度看待事物。⑧付诸行动，别把时间浪费在担心失败上。⑨友情抗压力，有较多亲密关系的朋友，有更多能交心的人，通常较能应付压力，不会被危机击倒，能振作起来，面对挑战。⑩运动减轻压力，多做放松训练。

心理咨询师的9条要求：①做事不要超出你可操控的范围，举一个最简单的例子，开汽车什么时候感觉安全，感觉要飘起来肯定是不安全的，感觉应付自如肯定是安全的。②感觉有压力发生不要当作没有，要赶紧应对。③要学会孔夫子说的随心所欲不予惧，灵活机动才能够更好地生存，该逃跑的时候要逃跑，逃并不是怕死而是为了更好的进攻。④不要太后悔，所有人都会犯错，歌德说人只要奋斗就会犯错，什么都不干肯定不会错了，只要干事肯定会有错，有错没有关系，下次少一点错就可以了。⑤要有自信心，现在广告说我能，能是前提，然后看能到什么程度。⑥不要张罗事太多，有的事要学会拒绝，做不了的事要用婉转的办法来拒绝。⑦生活是有变化的，但是不要变得太多。⑧人生在每一个阶段一定会有事情发生，对这个事情都要有思想准备。考大学当然有可能考上也有可能考不上，家里如果老人住医院了可能治好可能治不好，家里孩子成绩不好请人辅导，有可能好也有可能不好。⑨要善于宣泄，不要总是心里压抑自己，最后对身体不利。

10种挤出压力的方法：①说出压力。通过找一位知心好友或心理咨询师来排解内心的烦恼，调整心态。②写出压力。就通过写作，如日记、散文、诗歌等来调整心态，积极生活。③动出压力。就通过某项体育运动、如跑步、打球、打太极等来调整心态。④唱出压力。通过唱歌，如卡拉OK等，来排解内心的烦恼，以调整心态。⑤笑出压力。就通过讲笑话、调侃、聊天等来排解内心的烦恼，以调整心态。⑥泡出压力。通过泡澡，如在自家或洗浴中心等，来排解烦恼，调整心态。⑦养出压力。通过养宠物、花草来排解烦恼，以调整心态。⑧帮出压力。通过帮助他人，如从事某项公益活动，来排解内心烦恼，以调整心态。⑨坐出压力。通过坐禅、内观、静思、冥想活动来排解烦恼，调整心态。⑩游出压力。通过旅游来排解烦恼，调整心态，积极生活。

（五）学会放松和自我催眠

放松训练主要有呼吸放松法、肌肉放松法、想象放松法 3 种基本类型。这里介绍一种简单易学的呼吸放松法，可以先锻炼觉察和意识到自己的呼吸状况。

（1）要穿舒适宽松的衣服，保持舒适的躺姿，两脚向两边自然张开，一只手臂放在上腹，另一只手臂自然放在身体一侧。

（2）缓慢地通过鼻孔呼吸，感觉吸入的气体有点凉凉的，呼出的气息有点暖暖的。吸气和呼气的同时，感觉腹部的涨落运动。感受或想象吸进身体的是美好的事情和新鲜空气，呼出的是烦恼、焦虑和废气。

（3）保持深而慢的呼吸，吸气和呼气的中间有一个短暂的停顿。

（4）几分钟过后，坐直，把一只手放在小腹，把另一只手放在胸前，注意两手在吸气和呼气中的运动，判断哪一只手活动更明显。如果放在胸部的手运动比另一只手更明显，这意味着自己采用的更多的是胸式呼吸而非腹式的呼吸，要提高腹式呼吸。

可以在呼吸过程中利用呼吸消除压力和紧张，提示自己身上哪些部位还紧张，就想象气体从那些部位流过，从而带走了紧张和压力，达到放松的状态的效果。

（六）压力应对方式的测评量表（附录 12）

了解压力源，合理利用压力。每个人的行为都会受到观念的影响，面对压力，与其抱怨，不如接纳，让自己在与压力的共舞中成长。

总而言之，个人层面的压力可通过以下几个管理策略：①调整心态，改变不良认知方式；②合理安排时间；③适度缓解压力；④学会控制情绪。

第五章

身心疾病与健康

现代医学和心理学的研究证明，许多疾病的发生都能发现社会心理因素的踪迹。社会心理因素与人们熟知的病毒细菌、遗传因素一样也能引起躯体疾病，身心疾病就是在这个基础上提出来的。

第一节　概　　述

一、身心疾病的由来

（一）身心疾病的概念

长期以来，人们习惯将疾病分为两大类，一类是躯体疾病，另一类是精神疾病。1818 年德国精神病学家海恩罗斯（Heinroth）在关于失眠的论文中首次提出了"身心疾病"一词，以此来描述失眠症。20 世纪 30 年代，身心医学研究的先驱者之一亚历山大（F. Alexander）把原发性高血压、消化性溃疡、甲状腺功能亢进、溃疡性结肠炎、类风湿性关节炎、支气管哮喘和神经性皮炎等 7 种疾病称为身心疾病，后来这 7 种病被称为"经典身心疾病"。20 世纪 70 年代生物－心理－社会医学模式提出以来，心理和社会因素对健康的影响日益受到重视。于是，主要从精神和躯体的相互关系上研究健康和疾病的新兴学科——"身心医学"得到了长足发展。身心医学的发展，也反证了生物-社会医学模式的全面性、科学性和先进性。美国身心医学研究所于 1980 年正式命名了身心疾病，从此，身心疾病成为与躯体疾病和精神疾病并列的第三类疾病。

身心疾病的定义比较多，但基本内涵是一致的。日本身心医学会 1992 年的定义是：躯体疾病中，其发病及经过与心理社会因素密切相关，有器质性或功能障碍的病理过程，神经症如抑郁症等其他精神障碍伴随躯体症状除外。美国学者 Krupp（克虏伯）提出"身心疾病不仅表现在器官功能障碍，还有病理形态学变化，而且心理因素起重要作用，并导致器官和内脏组织进一步病理改变，使之恶化"。中国杨菊贤、张锡明教授提出身心疾病以躯体症状为主，心理社会因素与个性特征在疾病发生和发展过程中起重要作用，心理行为治疗或身心综合治疗效果较满意的一类疾病。

日本身心医学家石川中认为身心疾病从狭义来说是由于心理因素引起的疾病，如原发性高血压。从广义来说虽由躯体因素引起躯体疾病，但心理因素作为第二因素参与其中，如癌症；以及因心理因素导致心理疾病，但表现为躯体症状，如躯体形式的自主神经功能紊乱——心脏神经症等。总之，身心疾病是一类在疾病的发生、发展、治疗和转归方面都与心理社会因素密切相关的躯体疾病，如高血压病、冠心病、脑梗死、消化性溃疡、糖尿病等。

（二）身心疾病与其他疾病的关系

身心疾病与躯体疾病有密切联系，都有器官组织损伤或功能改变；但二者又有区别，身心疾病的发生、发展、治疗和转归与心理社会因素密切相关，而躯体疾病患者虽然也可能有一些影响疗效和预后的心理问题，但它们对疾病发生、发展的影响微弱，仍与生物、理化及生理因素密切相关。

身心疾病与精神病有着质的区别，后者不存在器官组织损伤。20 世纪 80 年代以来，人们发现某些疾病，如神经衰弱、焦虑症等同时具有身心疾病和精神病的某些特点，但又有别于这两类疾病。患者有可感知的、持久的心理冲突和明显的精神痛苦，有时表现出某些自主器官的功能紊乱，但却没有躯体方面客观检查的异常发现，心理社会因素是发病的病因。专家们将这类疾病称为"神经症"，归为介于身心疾病、躯体疾病和神经病之间的第四类疾病。日本的分类将神经症类疾病纳入身心疾病，而 WHO 则将神经症与身心疾病并列。目前多数学者认为，神经症与身心疾病虽有密切关系，但二者是有区别的，应该区别对待更为合适。很明显，身心疾病与神经症及躯体疾病之间有着交叉重叠的关系。

二、身心疾病的分类

从定义来看，大部分慢性病均属于身心疾病，只不过每种疾病中心理因素发挥的作用各不相同。

（一）循环系统

原发性高血压、原发性低血压、冠心病、冠状动脉痉挛、神经性心绞痛、阵发性心动过速、心脏神经症、血管神经症、功能性期前收缩、雷诺病、二尖瓣脱垂症、β-受体高敏症、原发性心动过缓症等都属于身心疾病。

（二）呼吸系统

支气管哮喘、过度换气综合征、神经性咳嗽、心因性呼吸困难、喉头痉挛等都属于身心疾病。

（三）消化系统

消化性溃疡、溃疡性结肠炎、肠道激惹综合征、贲门痉挛、慢性胰腺炎、神经性厌食、神经性呕吐、神经性贪食、习惯性便秘等都属于身心疾病。

（四）内分泌代谢系统

肥胖症、糖尿病、甲状腺功能亢进症等都属于身心疾病。

（五）泌尿生殖系统

夜尿症、过敏性膀胱炎、阳痿、早泄、性欲低下、慢性前列腺炎等都属于身心疾病。

（六）骨骼肌肉系统

类风湿性关节炎、痉挛性斜颈、全身肌痛等都属于身心疾病。

（七）神经系统

偏头疼、紧张性头痛、慢性疲劳症等都属于身心疾病。

（八）妇产科

痛经、继发性闭经、经前紧张症、月经失调症、功能性子宫出血等都属于身心疾病。

（九）外科手术相关疾病

手术后神经症、器官移植后综合征、整形术后综合征、肠粘连症等都属于身心疾病。

（十）儿科

哮喘、遗尿症、夜惊症、口吃等都属于身心疾病。

（十一）皮肤科

神经性皮炎、皮肤瘙痒症、银屑病、斑秃、荨麻疹、过敏性皮炎、慢性湿疹、酒渣鼻等都属于身心疾病。

（十二）耳鼻喉科

咽喉异感症、失音、过敏性鼻炎等属于身心疾病。

（十三）眼科

中心性视网膜病、原发性青光眼、飞蚊症等属于身心疾病。

（十四）口腔科

口臭、口腔黏液溃疡、口腔炎、原发性颞颌关节痉挛等属于身心疾病。

三、身心疾病的流行病学

调查显示，综合医院门诊中约 1/3 的患者是身心疾病，美国综合医院内科住院患者中涉及心理因素者占 50％～80％，德国汉堡 9 家医院住院患者中约 38.4％属于身心疾病。中国综合医院门诊患者中身心疾病患者占 25％～35％，住院身心疾病患者比例更高。

（一）人群分布

1. 年龄分布　65 岁以上老年人和 15 岁以下少年儿童患病率较低，青年人略高，患病率高峰为更年期人群。

2. 性别分布　一般女性高于男性，但有些病种如消化性溃疡、支气管哮喘、冠心病等疾病以男性患病率为高。

3. 职业分布　脑力劳动者高于体力劳动者，处于危险有害、不稳定、疲劳、高压状态的职业人群高于一般职业人群，如监狱看守身心疾病的发病率较高，教师、医护人员及文艺工作者的发病率也较高。

（二）地区分布

身心疾病是常见病和多发病，总的来说身心疾病发病率，发达国家高于发展中国家，脑力劳动者高于体力劳动者，城市高于农村。这说明人的心理越活跃，情绪越紧张，越容易患病。随着社会的发展，社会竞争的加剧，生活节奏的加快，生活事件的增多和心理负荷的增加，身心疾病的发病率也会增加。

第二节　影响因素与发病机制

身心疾病区别于躯体疾病和精神疾病的特点就在于心理因素是它的发病机制，但导致的结果是躯体症状。

一、身心疾病的影响因素

（一）心理因素

从身心疾病角度看，心理因素主要指心理素质——个性类型和心理反应，后者包括情绪反应和心理应激。

1. 个性与行为方式　什么人得什么病，什么时候得病，一定程度上与个性有关。个性是个体对现实事物和环境所采取的态度及习惯化了的行为方式，不同个体对同一生活事件引起的心理刺激有不同的反应方式。例如，金钱、地位，有的人很看重；爱面子的人对批评指责感到受不了，可能出现强烈的情绪反应，而有的人则觉得无所谓。由此可见，心理刺激只有在一定的个性和行为的基础上才可能伴发过度的情绪反应和心理应激，最终导致身心疾病。所以，个性类型和行为方式又被看作是身心疾病的易患素质——心理素质。

不同心理素质可能易患不同身心疾病，有些身心疾病具有特殊的心理特征。

（1）A型行为特征：与心血管病的发病关系密切。19世纪50年代，美国的Friedman（弗里德曼）发现冠心病患者均存在一种特殊的情感特征，包括个性强、固执、好争辩、急躁、好冲动、具有攻击性等。常有不切实际的抱负，有力求达到预定目标的强烈愿望；常有时间紧迫感，生活节奏快，整日忙碌不停，从不闲荡；走路、骑车或驾驶车辆，喜欢高速和超车；争强好胜，热衷于竞争，并渴望在竞争中取胜；希望得到他人重视，期望有表现自己的机会；有同时做几件事的习惯，如边吃饭边看书；擅长思维，反应灵敏；情绪急躁，易激动，称之为"A型行为"。后经许多专家多年研究和论证，1978年美国心肺血液研究所确认，A型行为是引起冠心病的独立危险因素之一；此外，也易患动脉粥样硬化、高血压病及脑血管病等。

（2）B型行为特征：与A型相反，主要特征是安静、松弛、易相处、少抱负、顺从、沉默、深思、说话声音低、节奏慢等。因他们满足于现状、知足常乐、内心平静、没有太大的情绪波动，所以一般不容易发病。

（3）C型行为特征：与癌症的发病关系密切。1985年Greer（格里尔）等人提出了肿瘤心理-生物模型，即癌症易感行为的概念。C型行为特征具体表现为过分合作、过分容忍别人的行为，没有主见、过分耐心，回避冲突，与别人和睦相处，不表达负面情绪，服从于外界的权威，对应激产生防御性反应，容易焦虑。

（4）D型行为特征：与心脏病的发病有关。主要特征是孤僻，往往沉默寡言，爱独处，不合群，待人冷淡；缺乏自信心，有不安全感，容易烦躁不安；情感消极、忧伤。表现为在社交场合非常羞涩，不知道如何交往，并因此惶惶不安；不敢主动接近他人，没有朋友；经常焦虑，无缘无故为某些事情担忧；对人生的看法悲观且沮丧，心情总是很恶劣，爱发脾气，导致情绪低落。

个性能引起身心疾病是因为个体的应激方式和内心体验受个性的影响。某些个性对外界刺激过分敏感，通过自主神经的活动强化躯体反应或导致某些躯体反应，从而产生一定的躯体症状。

2. 情绪　心理社会因素包括人的认识和动机、情感和意志、性格和能力、个人理想和信仰、兴趣和爱好、家庭传统和社会教育、道德观念和行为规范、文化教育和生活习惯、特殊经历和幼儿时期的早年经验等，这些心理社会因素总是与某种情绪活动相联系，心理社会因素影响躯体内脏器官就是通过情绪活动作为中间媒介实现的。

（二）社会因素

1. 生活事件　生活和工作环境、人际关系、家庭状态、经济条件、社会地位等社会文化因素的改变称为"生活事件"。个体需要改变生活风格和行为方式去适应和应对生活事件。如果适应良好，可促进身心健康；若适应不良，可引起恶性心理应激，导致身心疾病。能引起心理应激的生活事件包括：

（1）恋爱、婚姻与家庭：失恋、与亲属争吵或不和、离别及分居、外遇或感情破裂离婚、直系亲属重病或死亡、妊娠分娩、家庭经济困难及生活方式的重大变化等。

（2）学习与工作：升学失败、与老师和同学不和、对职业不满、工作差错或受处分、经营亏损或事业受挫、单位人际关系紧张、未能如愿调整工资或升级、学习或工作负担过重、解除职务与离职退休等。

（3）其他：生病、受伤、违纪或介入法律纠纷、交通事故等。

美国 Holmes（福尔摩斯）等制定了社会重新适应评定量表，用于评估人们在生活中遭受变故并重新适应所付出的努力程度。其中，配偶死亡分值为 100，离婚为 73，夫妇分居为 65，拘禁为 63 等。生活事件量表年累计超过 200，近期发生身心疾病的概率增高；超过 300，今后两年内将有重大的病患发生。

生活事件对健康的影响还与下列因素有关：①生活事件的消极性和积极性，二者均可引起精神紧张，但消极性的生活事件导致的精神紧张更严重；②生活事件的频次：多次出现同一性质和强度的事件，引起精神紧张的程度越来越低；③生活事件的可预测性和可控性：突发的、不可控的重大事件，如地震、火灾等往往引起极大的恐慌，对人的健康影响大。此外，一些后果不确知的消极事件对人的影响更大。

2. 社会支持　社会支持指个人通过社会联系从他人处获得的精神和物质支持，即个体与他人或团体的依存关系。这种依存关系不但影响个体对生活事件的认知，也影响个体应激适应和应付能力。社会联系包括个人的家庭成员、朋友、同事、社会组织。精神支持指其被尊重、被理解、被同情的主观体验。主观感受不一定完全真实地反映客观情况，满腔热情的支持，可能被人视为假仁假义，随便问候两句，反而可能被视为莫大的安慰。

社会支持的好坏明显影响生活事件对个体心理应激反应的强弱。面对同样一件消极事件，有良好社会支持者，心理应激反应就弱。相反，其反应就强烈。动物实验证实，应激状态下，得到母亲保护的小动物不易发生溃疡；得不到保护的很容易发生溃疡。Read（里德）等对 4 653 例成人的研究发现，社会支持可降低缺血性心脏病和急性心梗的发生率；夫妻关系好、子女孝顺的人群心脑血管疾病发病率明显较低。

家庭的社会支持作用是显而易见的。当受到挫折或不愉快时，回到家里能受到家人的理解、安慰和关心，就会感到轻松多了。遇到困难时，邻居或亲友的关心、帮助和支持，同样使心理压力大为减轻。地震、水灾等自然灾害发生后，政府人员前往救助和安慰，会明显减轻心理应激的强度，降低身心疾病发生率。

3. 生活习惯和行为方式　饮食习惯中，偏好高脂肪、高胆固醇食物的人，易患心脑血管病；喜好高盐饮食的人，易患高血压；好食糖果和高热量食物的人，易患肥胖症或糖尿病；饮食不规律的人，易患胃溃疡等胃肠疾病；大量吸烟的人，易患癌症和心脑血管病等。

二、身心疾病的发病机制

近年来有关身心疾病的发病机制，医学界和心理学界都进行了许多研究，提出了不少观点。其中，比较有影响力的是情绪反应和心理应激两种观点。

（一）情绪反应

情绪反应指主观或客观的不适应引起的精神紧张和情绪压抑，发生在特定的情境中，可表现为激动、愤怒、恐惧、失望、惊慌，甚至焦虑等。情绪反应是机体适应环境变化的一种必要反应。如果这种反应过分强烈或持久，会使人失去心理平衡或造成生理机能失调，引起神经、内分泌、免疫功能紊乱甚至内脏器官病变，导致身心疾病。例如，愤怒或焦虑可使交感神经兴奋，儿茶酚胺分泌增加，出现心动过速、呼吸加快，血压、血糖及血液黏稠度增高，胃肠抑制或痉挛、周围血管收缩或痉挛等。这种反应反复持久出现，可使人罹患高血压、冠心病或脑血管病等。

情绪反应不仅在身心疾病发病中起重要作用，而且对疾病发展、治疗与转归都有明显影响。心血管对情绪反应最敏感，愉快积极的情绪可使身心放松，血压下降，对身心疾病的治疗起积极作用。相反，紧张或恐惧使血压升高、心脏病发作，也明显影响药物疗效。

（二）心理应激

心理应激指个体在生活适应过程中，认识到自身应对能力不足时引起的身心紧张状态。这种紧张状态常通过非特异性的身心反应表现出来，不论在内涵还是外延上均比情绪反应更广泛、更深化。

应激反应有 5 个重要因素：①应激源：破坏机体平衡的危险因素。②中介因素：在应激源和躯体间起介导作用。③靶器官被应激：包括生理和心理，是应激源通过中介机制作用的目标。④机体对付应激源的努力：适应过程。⑤机体对紧张情境做出反应。心理应激常伴随一系列心理行为反应，包括情绪反应和生理反应，一般应激模型为应激刺激（应激源）→主体变化（应激）→应激效应（身心、行为改变）。

1. 应激源 引起机体应激反应的刺激物称为应激源，分为外源性和内源性。外源性应激源有社会、文化和自然环境三种；社会应激源为各种生活事件，文化应激源指移居引起的生活方式和文化变化，自然环境应激源指自然灾害带来的突发情境、生物或理化刺激。内源性应激源包括躯体和心理两种；躯体应激源指身体本身的变化，各种直接或间接的刺激，如患病和不适；心理应激源指不良预期、心理冲突、消极的自我暗示、慢性焦虑等。

2. 应激反应

（1）心理反应：人体对应激的心理反应分为两类，一类是积极的、有利的，是一种适度的情绪唤起，有利于应激期间心理平衡和有效应对变化；另一类是消极的，是一种过度的情绪反应，可出现过度焦虑、愤怒、忧郁、认知功能障碍和自我评价下降等，往往引起心理失衡，不但不能有效应对环境，甚至可能损伤机体，引发疾病。

（2）生理反应：应激下的生理反应，不仅是机体对应激源的适应性调整，也是某些情况下导致疾病的机制。研究证明，不仅生物的、物理的、化学的刺激可引起生理反应，心理、社会、文化的应激源也同样可以通过认知后的情绪变化引起生理反应。

（3）行为反应：指机体在应激条件下采取的各种消除或避免应激源的活动。分为两类，一类针对应激源，个体遇到应激源时要么出现迎战、攻击应激源的反应，如辱骂、搏斗等攻击性行为，要么逃避应激源，如逃跑、回避等；另一类针对自身，即改变自身去顺应环境，当个体意识到改变不了应激源时，表现出顺从、依附、抑制等。

综上所述，应激源下的心理生理反应可分为两组。一组以情绪激动、愤怒和恐惧为主，在行为上表现出搏斗或逃跑；此时交感-肾上腺髓质活动增强，血中儿茶酚胺类物质增高，脂肪增高，血小板聚集增强，血管收缩，血压升高，如果一个人长期处于这种状态下，会导致血管内皮损伤、平滑肌细胞增生和高血压病，与原发性高血压、动脉硬化、冠心病和脑卒中等有密切关系。另一组以忧郁、悲伤、失望和失助为主，行为上表现出顺从；下丘脑-垂体-肾上腺皮质轴活动增强，迷走神经活动增强，肾上腺皮质激素分泌增多，性激素分泌下降，免疫功能抑制等。如果这一组反应过于强烈和持久，可使机体对各种感染性疾病、消化道溃疡及支气管哮喘等病的易患性增加，也可使免疫功能下降，患癌症的可能性增大。

第三节　应对措施

身心疾病的发生是心理社会因素和生物因素综合作用的结果，但一般来说，在身心疾病的预防中，心理因素和心理学方法起更重要的作用。

一、异常与正常心理的鉴别

区分心理正常与异常有三个原则：

（一）心理与环境的统一

心理是客观现实的反应。正常的心理活动和行为，应在形式上和内容上与客观环境保持一致，即主观方面的思维、情感、言行举止是否与客观环境一致，有无反常离奇之处。不管是谁，也不管在怎样的社会历史条件和文化背景中，如果一个人说他看到或听到了什么，而客观世界中当时并不存在这种刺激物，就可以判定这个人的心理活动不正常；一个人的思维脱离现实或思维逻辑背离客观规律便形成妄想。这些都是观察和评价人的精神与行为的关键。

（二）心理与行为的一致性

一个人的认识、体验、情感、意志行为在自身是一个完整、协调一致的统一体。这种完整统一是确保个体具有良好社会适应性和有效进行活动的心理学基础，即注意其心理活动是否协调一致，有无认识、情感和意志等心理过程矛盾冲突的表现。例如，一个人遇到一件令人愉快的事情，会产生愉快的情绪，手舞足蹈，欢快地向别人诉说自己内心的体验；如果相反，用低沉的语调向别人诉说令人愉快的事情，或者对痛苦的事情做出快乐的反应，就可以说他的心理活动失去了协调一致性，称为异常状态。

（三）人格的稳定

每个人在自己长期的生活道路上都会形成自己独特的人格心理特征。这种人格特征形成之后具有相对的稳定性，在没有重大外界变革的情况下，一般是不会改变的。他总是以自己的相对稳定性来与其他人相区别。如果在没有明显外因的情况下，这种个性的相对稳定性出现问题，就要怀疑一个人的心理活动是否出现了异常。人格的相对稳定性可以作为区分心理活动正常与异常的标准之一。例如，一个向来开朗大方的人，突然变得孤僻吝啬，在他的生活环境中找不到足以使他发生如此改变的原因时，就可以考虑他的心理活动已经偏离了正常轨道。

二、身心疾病的个体预防

身心疾病的个体预防是首要的，如果不能改变个体本身的弱点，身心疾病的预防也就无从谈起。

（一）培养健全人格

人格特征对一个人的身心具有重大影响，是身心疾病的内在致病因素。培养健全的人格对预防身心疾病尤为重要。

健全人格的形成可通过两条途径：一是培养，人格的形成除与先天遗传有关外，与早年家庭环境、社会文化及个人的实践分不开。家庭是人格特征形成的摇篮，父母的人格特征对儿童人格的形成起着潜移默化的作用，父母的工作态度，人际交往，亲属关系，对挫折的反应等都在影响着儿童。因此家庭成员首先要有良好的人格。二是指导与矫正，人格形成后具有相对的稳定性。不良人格可以通过心理指导和行为矫正加以改变，如易怒、抑郁、孤僻及多疑倾向者应及早通过接受心理指导。健全的人格包含着广泛的内容，健全人格的形成与保持受多方面因素的影响，因此需要通过各种可能途径，利用各种有效的影响手段，帮助人们发展和维持尽可能健全的人格。

（二）保持身心平衡

自然和社会压力会在心理上产生紧张，以致出现心理障碍；由于需要不能满足，动机不能实现，产生挫折和心理冲突；这些如应对不当，会出现心理失衡甚至精神崩溃。采用合理的心理应对，维持身心平衡，才能避免身心疾病发生。心理应对也叫心理防御，当受到刺激，产生挫折和心理冲突时，个体的心理防御系统启动，以维持身心平衡。人生在世，多少总会面对挫折和忧患，迫使人们不得不应对。应对方式可以是积极解决问题，也可以是消极逃避问题。个体遭受到超过忍受力的心理压力或者挫折时，会下意识地运用一些心理策略，稍微改变自己与现实之间的关系，让这些压力和挫折变得较容易接受，降低自己在情绪的痛苦和不安，这是一种精神上的自我保护，称为心理防御机制。

心理防御机制可分为：自恋型，如否认、曲解等；神经症型，如转移、隔离等；不成熟型，如逃避、幻想等；成熟型，如幽默、升华、压抑等，这是较为有效的防御机制。其中，升华是把自己不容易实现的欲望，或者说不被社会所允许和接纳的动机和行为，改头换面，指向较崇高的目标和方向，使之符合社会规范和时代要求，具有建设性作用。如追求异性而不得，用写诗作赋或书画音乐来抒发不能倾泻的情感；幽默是在尴尬的境地时，以开玩笑、说俏皮话等方式自我解嘲，处理问题，是一种以双关、讽喻、诙谐等形式，有益于身心健康的刺激。

（三）培养良好情绪

任何情绪活动总伴随着生理、生化的变化，控制和调节情绪状态对身心健康影响很大。培养健康的情绪，要注意情绪的适度紧张，要使情绪有适当表现，要培养乐观态度和幽默。

1. 紧张适度 适当的紧张是健康生活所必须，不仅可使人的生活富有节奏和情趣，而且能发挥潜能使身心达到最高效率。没有一定的紧张感是什么事情也干不成的。但持续或超负荷的紧张，既不利于健康，也不利于效率的持续高涨。有张有弛才能维持最佳的身心健康状态。

2. 疏导有方 喜怒哀乐乃人之常情，要使情绪有适当表现，不过分、不过久，通过情绪来解脱和疏导。如亲人亡故时号啕大哭就是适当表现，强忍泪水不利于健康，但也要避免无休止的哭泣。遇到烦恼时，找知心朋友倾吐积郁，发发牢骚，诉诉委屈，即使不能及时解决烦恼，也可让心情平静下来。

3. 乐观开朗 乐观的人一般都自我感觉良好，并能保持旺盛的生命力，从而身心健康。而悲观抑郁会降低机体活力，导致寂寞感、抑郁症等身心疾病。保持乐观心态，面对问题，对于生活和前途，充满希望和信心，遇到挫折不逃避不畏缩，努力进取，有利于身心健康。

（四）增强应对能力

应对指个体在处理来自内部或外部的、超过自身资源负担的生活事件时所做出的认知和行为的努力。应对活动是一种意识性的心理策略和行为策略。直接目标是解决生活事件和减轻事件对个体的自身的影响，具有缓解应激的作用，被认为是应激事件和身心反应的主要中介因素。提高应对能力，必将有利于身心健康。增强应对能力要求以下四点：丰富自己的生活经历；学会缓解心理应对的技巧；掌握认识评价，提高容忍力；建立良好的人际关系。

人在社会活动中，良好的人际关系可以消除孤独感、获得安全感；保证拥有良好的社会支持，能有力地缓冲心理应激的影响。良好的人际关系有赖于：团结的愿望和善意的批评，对人真诚的鼓励和赞美，尊重人格，不强加于人。

三、身心疾病的社会预防

社会是由不同群体组成，人总是以各种角色出现在不同群体中，群体对个体的心理影响不可低估。人们可以在群体压力下放弃自己的观点、意识而采取从众行为，也可能在群体情况下失去个性化，导致心理冲突，出现身心危机。因此除了重视个体预防外，还必须注重社会预防。

家庭是社会的基本单位，婚姻关系是否和谐、亲子关系是否融洽、教育子女的方法是否适当都影响着每个家庭成员的身心健康。

（一）家庭教育方式

家庭教育方式是儿童心理形成的决定因素，不同的家庭教育方式对子女个性形成产生不同影响。

（1）强制型：对子女严厉高压、强迫命令。父母从主观意志出发，不考虑孩子的心理愿望，采取打骂、体罚、强制孩子做不喜欢的事。这种教育方式容易使孩子走向两个极端，或冷酷残暴、有强烈反抗性；或懦弱胆小、自卑孤独。

（2）溺爱型：父母顺从溺爱，百依百顺。这种教育方式下的子女任性自私、骄纵、情绪不稳定。

（3）保护型：过分限制孩子的活动，如把子女关在家中，一心读书，一切体力劳动由家长包办代替。这种教育方式下的子女盲从、脆弱、依赖性强。

（4）自流型：父母只顾自己的工作生活，无暇关心子女，孩子从小缺乏教育和关心。这种家庭教育方式下的子女性格内向、孤僻，对人冷淡、情绪消沉。

（5）不协调型：对子女教育随心所欲，以家长情绪为转移，教养方法多变和矛盾，家庭内部缺乏对子女教育方式的稳定性。这种家庭的孩子情绪不稳定，容易恐惧、焦虑、急躁、多疑、自卑，容易发展不良行为和心理障碍。

（6）虐待型：对孩子经常打骂虐待，这种孩子胆小、脆弱、自卑，心理缺陷和心理障碍发病率高。

（7）民主型：家长有较好的心理和文化修养，对子女循循善诱，以身作则，言传身教，身体力行，是理想的教育方式。这种家庭教育方式下的子女常常具有较好的心理品质、健全的人格、社会适应性良好。

（二）家庭环境

人出生后，首先接触的环境是家庭，家庭对青少年人格发展和心理健康影响很大。家庭的社会地位、经济水平、家庭成员职业、文化水平、道德修养、待人接物的态度和习惯、家庭关系、家庭生活氛围、儿童在家庭的地位、家长本人的心理特征等都会影响子女心理品质的形成。奢侈懒散的家庭生活，可使孩子养成好逸恶劳的性格；艰苦朴素的家庭可使儿童养成坚强自立、奋发图强的性格。家庭内部成员间的相亲相爱、通情达理、尊老爱幼的良好作风，可使儿童从小培养团结友爱、礼貌待人的良好品质；家庭成员言行粗俗、邻里不和等不良作风可使儿童从小蛮横无理。家庭关系对家庭成员身心健康也有很大的影响，和睦与协调的家庭关系，能使家庭成员在心理上和生理上得到极大满足，有助于提高家庭成员身心健康水平。

（三）学校预防

学校教育对培养学生良好的世界观、性格、个性，保持身心健康起着重要作用。要重视教师和学生的身心健康。

教师在学校中和具有各种人格特征的学生接触，可能会遇到学生的敌视、挑衅、辱骂等，并可能影响教师的情绪，导致心理失衡。教师的家庭生活、婚姻、子女、工作环境、人际关系等都可能导致教师心理不健康。教师不健康的情绪、不良的个性和不当的行为又可能对学生心理和行为习惯产生直接的或潜移默化的影响，导致学生不健康心理。学校应以心理健康讲座、纪录片、开设心理健康咨询等措施普及心理健康知识，创造良好的工作环境及校风，提高教师的心理健康水平。

学生学习任务繁重，还面临考试压力，容易出现心理波动、紊乱。首先，学校及家长不可片面追求高分，应正确对待学生的成绩。其次，应培养学生正确的学习动机和态度，引导其对学习的兴趣，教育学生正视分数得失，定期对学生进行心理疏导。此外，还应正确对待学生早恋问题，宜疏不宜堵，教导学生正确处理恋爱和学习的关系，消除恋爱纠葛给身心带来的消极影响。

4. 工作单位预防

一个人的大部分时间均生活在工作单位中，职业性质及工作环境，对每个人幸福安宁的生活起着重要作用。良好的职业环境与良好的人际关系可使职工之间形成愉快团结的工作氛围，不仅可调动职工工作积极性，提高工作效率，圆满超额地完成工作任务，还有利于职工心情愉悦。除此之外，保障职工的合法收入，改善职工的福利，加强职工的安全，也是保障职业心理健康的重要内容。

第六章

膳食营养安全与健康

民以食为天，食以安为先。一方面，食物是人体所需能量、各种营养素和生物活性成分的主要来源，是人类赖以生存的物质基础。不同的食物，其能量密度及营养素的种类和数量各异，因而对于人类具有不同的营养价值与特点。膳食营养不足或过量，将产生相应的营养相关性疾病。另一方面，食物也可能因为各种生物性、化学性或物理因素污染或产生不同的有毒有害成分，并产生相应的健康危害——食源性疾病。因此，膳食营养与卫生质量，与人体健康息息相关。

《国民营养计划（2017—2030年）》要求到2030年，营养法规标准体系更加健全，营养工作体系更加完善，食物营养健康产业持续健康发展，传统食物营养服务更加丰富，"互联网＋营养健康"的智能化应用普遍推广，居民营养健康素养进一步提高，营养健康状况显著改善。5岁以下儿童贫血率和孕妇贫血率控制在10%以下；5岁以下儿童生长迟缓率下降至5%以下，0～6个月婴儿纯母乳喂养率在2020年的基础上提高10%；进一步缩小城乡学生身高差别；学生肥胖率上升趋势得到有效控制；进一步提高住院患者营养筛查率和营养不良住院患者的营养治疗比例；居民营养健康知识知晓率在2020年的基础上继续提高10%；全国人均每日食盐摄入量降低20%，居民超重、肥胖的增长速度明显放缓。

为响应国家的号召，更为了对自身的健康负责，掌握基本的膳食营养与安全知识，逐步养成自主、自律、科学的膳食习惯，加强自我膳食管理，在当前显得非常迫切和重要！

第一节　人体需要的营养素

食物具有感官功能以满足人类的口腹之欲，更为关键的是具有营养功能。人类摄取食物的核心和作用就是吸收和利用其中的各种营养成分。营养素指食物中含有的可给人体提供能量、构成机体和组织修复以及具有生理调节功能的化学成分，是人体维持生命与健康所必需的膳食营养成分。因此，营养素的生理功能具体表现在 3 个方面：①供给机体基础代谢、体力活动等所需的能量；②参与机体构成与组织修复；③调节各项生理机能。

现代营养学研究发现，人体无法自身合成、制造以满足生理与健康需要，必须从食物中摄入的营养素有 40 余种，可分为蛋白质、脂类、碳水化合物、无机盐（矿物质）、维生素和水共 6 大类。人体对蛋白质、脂类、碳水化合物和水的需要量较高，食物中含量也较多，称为宏量营养素；相应地，人体需要量较少，食物中含量也较低的营养素，如维生素、矿物质，称为微量营养素（图 6-1）。

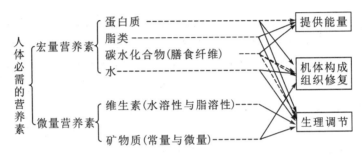

图 6-1　营养素的种类与相应的生理功能
　→ 主要生理功能　--→ 次要生理功能

一、蛋白质

没有蛋白质就没有生命，生命的表现形式本质上就是蛋白质功能的体现。蛋白质约占人体干重的 50%，且时刻处于合成和分解的动态平衡之中，使组织蛋白质得以不断地更新和修复。成人体内每天约有 3% 的蛋白质被更新，其中以肠道和骨髓内的蛋白质更新速度较快。

（一）营养生理功能

蛋白质不仅赋予食物以美味，而且是食物中极其重要的营养素，食物的营养价值在很大程度上受到蛋白质含量与质量的影响。

1. 参与机体的构成与组织修复　蛋白质是人体所有组织和器官的重要结构性成分，占人体重量的 16%～20%。机体中的每一个细胞和所有重要组成部分都有蛋白质参与，人体生长发育、遗传和变异，衰老组织的更新与损伤后组织修复，以及伤口的愈合等，都离不开蛋白质。

2. 生理调节　人体所有功能基本上都是由蛋白质及其中间活性产物具体执行的，如负责食物消化和催化物质代谢的各种酶、调节人体生长发育和生理过程的各种激素和肽类/氨基酸类神经递质、发挥免疫功能的抗体、携带氧气的血红蛋白、负责肌肉收缩的肌动蛋白和肌球蛋白等，都是蛋白质。人体正是依赖于数以万计的各类蛋白质协调一致地发挥作用，以完成和调节机体的各项机能。

3. 供给能量　在碳水化合物摄入不足时，蛋白质可被直接代谢分解，通过生糖氨基酸的糖异生作用，维持血糖的稳定，保证大脑等敏感组织的血糖与能量供应。饥饿减肥会消耗机体大量的蛋白质，直接影响到蛋白质前两项生理功能的发挥。

（二）食物来源

蛋白质广泛存在于各种动、植物性食物中。动物性食物中蛋白质质量好、利用率高，多为优质蛋白，但此类食物通常含有较多的饱和脂肪和胆固醇；与之相反，植物性食物不含胆固醇，饱和脂肪酸含量低，除大豆蛋白质含量高、质量优（可媲美于动物蛋白）外，大多质量和含量相对较低，为非优质蛋白。中国居民传统饮食结构中植物性食物摄入多，植物性非优质蛋白的比例高，充分利用动物和豆类蛋白合理搭配，对于改善蛋白质营养状况非常重要。

（三）参考摄入量

中国营养学会推荐中国成年男性和女性（轻体力活动）蛋白质的每天摄入量分别是 65 g 和 55 g。按供能比例计算，中国成人蛋白质摄入占膳食总能量的 $10\%\sim12\%$，儿童青少年为 $12\%\sim14\%$。

目前中国人均每天摄入蛋白质 64.5 g，其中优质蛋白占 36.1%，数量和质量基本满足需要。但在一些贫困地区的妇女、儿童、老人及消耗性疾病、消化系统疾病患者蛋白质缺乏也较为常见。蛋白质缺乏引起代谢率下降，免疫力低下，器官功能受损，生长发育迟缓，严重时出现水肿、干瘦、多病甚至死亡。

蛋白质摄入过量也会加重肝、肾脏的负担，肝、肾功能不全时尤其需要注意。此外，高蛋白类食物如肉类常伴有高能量、高脂肪、高胆固醇等，长期过量摄入会增加心脑血管疾病、癌症、骨质疏松等慢性病的发病风险。

二、脂类

脂类包括脂肪和类脂，占人体总重的 $10\%\sim20\%$。脂肪即三酰甘油，占体内脂类总量的 99%，并依胖瘦程度变异很大。类脂主要有磷脂和固醇类，是机体基本的结构性成分，约占全身脂类总量的 1%。

（一）营养生理功能

近年来，随着经济生活水平的提高和饮食模式的改变，超重与肥胖日益普遍，其危害也日益受到人们的重视，很多人"谈脂色变"。其实，脂类作为一种人体必需的营养素，自有其特定且不可替代的生理功能，只要在合理的范围内是有利于健康的。

脂肪：人体脂肪主要分布于腹腔、皮下和肌肉纤维间，是机体唯一可大量贮存的能量物质，兼有隔热、维持体温恒定、抵御寒冷、支撑和保护内脏等作用。膳食脂肪还具有为机体提供能量、改善食物感官性状、增强饱腹感、促进脂溶性维生素吸收等功能。

固醇：包括动物固醇和植物固醇。前者最为常见的是胆固醇，体内胆固醇源于膳食吸收及肝脏自身合成，是胆汁、性激素、肾上腺素、维生素 D 等合成的原料，但高胆固醇血症是动脉粥样硬化的重要病理生理学基础。植物固醇结构与胆固醇类似，通过干扰胆固醇的吸收而具有降脂的生物活性。

（二）食物来源

膳食脂类主要来源于各种动植物油脂。肉类尤其是动物油中饱和脂肪（俗称"不好的脂肪"）含量高，胆固醇含量也较多，而不饱和脂肪较少（俗称"好的脂肪"）。植物油则相反，所谓"好的脂肪"较多（80％～90％），而"不好的脂肪"较少，且不含胆固醇。此外鱼、贝类尤其是深海鱼类含有较多的深海鱼油类成分。

（三）参考摄入量

成人脂肪摄入量一般应控制在总能量摄入 20％～30％的范围内，即相当于每天 50～75 g。因日常摄入的畜禽肉蛋奶类所含的动物脂肪已有 25～50 g，中国营养学会建议烹调用植物油需控制在每天 25～30 g。

随着经济水平的提高，单纯脂类缺乏较少。相反，脂肪摄入过多越来越普遍，成为肥胖、心脑血管疾病和某些癌症高发的重要诱因。目前，中国居民平均每天摄入脂肪 80 g，其中植物油 37 g，总脂肪供能比为 32.9％，城市人群更高。限制脂肪尤其是肉类中"不好的脂肪"的摄入，降低烹调用油量，是预防上述疾病的重要措施。不要认为所谓植物油是"好的脂肪"就可以多吃，炒菜时可以随意加，要注意过犹不及，油淋、油焖、油炸更不可取。

三、碳水化合物

碳水化合物（carbohydrate）也称糖类，由碳、氢、氧三种元素组成，因多数碳水化合物分子式中氢与氧的比例恰好与水同为 2∶1 而得名。碳水化合物是人类能量的主要来源（占 40％～80％）。除供能外，碳水化合物还因结构与类型的不同而生理功能各异。

（一）营养生理功能

不像蛋白质和脂类，人体内碳水化合物的含量很低。食物中的碳水化合物具有提供甜味（单糖和双糖，其中以果糖的甜度最高）和改善食物感官性状的作用，摄入后发挥的主要营养生理功能如下。

1. 提供和储存能量　膳食碳水化合物是人类获取的最经济和最主要的能量来源，每克碳水化合物在体内氧化分解可以产生 20 J 能量，是碳水化合物最为突出的生理功能。葡萄糖有氧分解产能快，是碳水化合物的主要供能形式，红细胞、心肌、脑和神经组织特别依赖于葡萄糖供能，血糖浓度过低可引起低血糖休克。

2. 节约蛋白质和抗生酮作用　碳水化合物摄入不足血糖低下时，机体不得不分解蛋白质并动员脂肪分解供能，导致蛋白质更为重要的组织更新功能无法充分发挥，脂肪过度分解导致酮体蓄积，进而导致肌肉萎缩、内脏功能退化、代谢紊乱和酮症酸中毒。

3. 提供膳食纤维　膳食纤维是一类不能被人体消化道分泌的消化酶直接消化分解的多糖和木质素类特殊碳水化合物。膳食；纤维具有增加饱腹感、利于控制体重和减肥，刺激肠道蠕动，利于粪便排出；降低血糖和血胆固醇；调节肠道菌群和预防结肠癌等特殊功效。因此，富含膳食纤维的粗粮与果蔬等对于慢性病的预防控制具有重要的健康意义；但过度热衷，也可能会影响食物的消化、营养成分的吸收，产生胀气、腹泻等肠道不适症状。

（二）食物来源

碳水化合物的主要来源为谷类、根茎类、杂豆类和部分坚果、水果、蔬菜等。谷类含碳水化合物为 70%～80%，根茎类为 15%～25%，豆类为 21%～60%。动物性食品除肌肉和肝脏含有极少量糖原外，只有乳类提供一些碳水化合物（乳糖约 5%）。

（三）参考摄入量

中国营养学会推荐中国居民碳水化合物可接受范围为总热能摄入的 55%～65%，相当于主食谷物薯类 300～400 g，并尽量少吃纯热能食物，如精制白糖及含糖饮料、糕点等（精制糖供能比控制在 10% 以下，即 50 g 以内），膳食纤维建议为 25 g/d。

目前中国居民人均碳水化合物的供能比为 55%，其中城市人群只有 51%，且有不少人为减肥不吃主食或热衷于"生酮饮食"，在营养上并不可取。

四、维生素

维生素指维持机体正常生理功能及细胞内特异代谢反应所必需的一类微量低分子有机化合物。历史上，由于维生素缺乏引起的疾病如糙皮病、坏血病、脚气病等，曾是导致人类死亡的重要原因。然而，维生素既不参与机体的构成，也不直接为机体提供能量，多不能在体内合成，必须由食物供给。尽管维生素的推荐摄入量低至毫克甚至微克级，但膳食缺乏仍较为多见。

维生素在机体内主要以代谢酶的特定辅因子形式参与物质与能量代谢及各种生理功能的调节。维生素依其结构与功能有十多种，可大体分为水溶性维生素和脂溶性维生素，不同食物维生素含量差异非常大。维生素为小分子有机物，大多对酸、碱、高温、光等理化因素较为敏感。食物不新鲜或开始腐败变质，尤其是过度烹调加工，常常会导致大量维生素的破坏或流失。与宏量营养素明显不同，维生素缺乏不会引起任何的饥饿感，再加上不注意膳食搭配和偏食、挑食，由维生素缺乏导致的"隐性饥饿"和临床缺乏病远较宏量营养素缺乏更为普遍和严重。

维生素 A 是第一个被发现的维生素，具有维持正常视觉和暗适应能力、促进生长发育、维持上皮的生长与分化、抑癌与抗氧化、维持机体正常免疫功能等营养生理功能，被称为"抗感染维生素"和抗眼干燥症因子。维生素 A 缺乏至今仍是全球四大营养缺乏病之一，每年 25 万～50 万儿童因之失明。目前中国人均维生素 A 摄入量每天仅为 443.5 微克视黄醇当量，与成年男、女性 800 微克和 700 微克视黄醇当量的推荐摄入水平相距甚远（仅 12.0% 的居民达到此水平），77.0% 的居民存在缺乏风险。

维生素 D 的经典生理功能是促进小肠钙、磷的吸收和肾小管对钙磷的重吸收，促进骨骼、牙齿的矿化和维持血钙的稳定。近年来研究发现，维生素 D 还具有突出的调节免疫、抑制肿瘤及降低糖尿病、心血管疾病和抑郁风险的作用。晒太阳是人体维生素 D 合成的主要途径，当日照不足时需特别注意维生素 D 的补充。

维生素 B_1 缺乏，胆碱酯酶活性增强，乙酰胆碱分解加速，三磷腺苷（ATP）生成受限，导致对 ATP 极为敏感的神经-心血管系统损伤与功能紊乱，严重时出现脚气病。因此，维生素 B_1 又称抗脚气病因子、抗神经炎因子。维生素 B_1 本来食物来源广泛，未精制的谷类食物如糙米、全麦粉、粗粮等是其最重要的膳食来源（但易随碾磨加工精细度的提高而大量损失），瘦肉、动物内脏、豆类等含量也较高。推荐成年男性和女性每天摄入维生素 B_1 分别为 $1.4\,\mu g$ 和 $1.2\,\mu g$，但因米、面的精细加工，中国居民人均每天摄入量仅 $0.9\,\mu g$，摄入不足的风险高达 77.8%。

维生素 B_2 缺乏主要表现在唇、舌、口腔黏膜和会阴皮肤处的溃疡与炎症，即"口腔—生殖综合征"。中国营养学会推荐维生素 B_2 的摄入量与维生素 B_1 一致，而主食本应是中国居民维生素 B_2 的主要膳食来源，但粮谷精加工后保留率仅 10%～40%，导致中国 90.2% 的居民摄入不足。

叶酸缺乏可导致核酸等多种物质合成与代谢受阻，脱氧核糖核酸（DNA）甲基化与修复异常，癌基因/抑癌基因失衡，导致巨幼红细胞贫血、胎儿宫内发育迟缓和先天畸形（以神经管畸形最为常见）、高同型半胱氨酸血症、动脉粥样硬化，结肠癌、前列腺癌、宫颈癌及老年性痴呆等疾病高发。中国成人叶酸推荐每天摄入 400 微克叶酸当量，孕妇为 600 微克，且需注意在孕早期甚至备孕期及早补充。

维生素 C 不仅是水溶性的抗氧化剂，对于维持机体氧化-抗氧化系统的稳态和促进铁的吸收具有重要意义，还参与胶原蛋白、神经递质的合成和胆固醇的代谢，兼具美容养颜、解毒防癌、增加免疫力等功能，缺乏导致特异的坏血病。维生素 C 主要存在于新鲜的蔬菜和水果中，肉类和米面基本不含维生素 C。维生素 C 推荐每天摄入 $100\,\mu g$，为预防慢性病建议再增加 $100\,\mu g$，但中国人均约 $80\,\mu g$，有 35.6% 的人摄入不足。

五、矿物质

人类活动离不开其生存环境，环境中存在的数十种元素几乎在人体全都能找到，但人体真正必需的仅 20 余种，除碳、氢、氧、氮外，其他元素均称为矿物质、无机盐或灰分。在这些矿质元素中，钙、磷、钠、钾、硫、氯、镁 7 种在人体内含量超过 0.01%，称为常量元素，铁、铜、锌、硒、铬、碘、钴、钼、锰、氟等 10 多种在人体的含量不足 0.01%，称为微量元素。矿质元素不仅参与机体的构成，还可作为酶的辅因子广泛地参与代谢与生理功能的调节。同维生素缺乏一样，矿物质缺乏也是一种隐性无饥饿感的缺乏，缺乏较为普遍和严重。

钙（Ca）是人体含量最多同时缺乏也非常普遍的一种常量元素。机体内 99% 的钙沉积于骨骼和牙齿中，充足的钙摄入对于维持骨骼、牙齿正常的结构与功能至关重要。余下极少量的溶解性钙离子维持着神经－肌肉的正常生理活动和心跳，或调节着酶的活性。食物中钙的吸收率仅为 20%～30%，并随年龄的增长而下降，且谷物中的植酸、蔬菜（菠菜、苋菜、竹笋等）中的草酸等都会与钙结合形成不溶性钙而无法吸收。长期严重的钙缺乏会导致生长发育迟缓、佝偻病、骨质疏松症，儿童、孕妇、老年人尤其是绝经后的妇女更为敏感。中国人群奶制品摄入量严重不足，导致人均每天摄入钙仅 $366\,\mu g$，仅为 $800\,\mu g$ 推荐量的 45.8%（仅有 1.4% 达到推荐量），绝大多数人（96.6%）有缺钙的风险。

铁（Fe）是人体含量最多的一种微量元素，铁是血红蛋白、肌红蛋白、细胞线粒体呼吸链的活性中心，参与氧和电子的转运、传递、组织呼吸、药物解毒，以及抗体的生成、免疫功能的维持等生理功能。膳食铁的吸收率更低，一般在 10% 以下，谷物、蔬菜、坚果、水果中的植酸、草酸、单宁及茶叶、咖啡中的多酚类物质均可与铁螯合，影响铁的吸收。动物性食物中的血红素铁吸收率可高达 25%，且基本不受膳食因素的影响。铁缺乏是全球特别是发展中国家最为常见的营养素缺乏病之一，表现为食欲下降、面色苍白、疲倦乏力、头晕心悸、指甲脆薄、反甲等。成年男性和女性推荐每天摄入铁 $12\,\mu g$ 和 $20\,\mu g$，怀孕和哺乳期还需进一步增加。目前中国人均铁摄入水平为 $21.5\,\mu g$，但其主要来源于不易吸收的植物性食物，且人群分布不均，导致 11.5% 的存在铁摄入不足的风险，贫血率为 9.7%，尤其是孕妇贫血率高达 17.2%。

第二节　合理营养与平衡膳食

人体每天需要 40 多种营养素，缺乏某一种或某一类营养素会导致机体生理机能的下降甚至引起营养缺乏病；过量也会导致营养过剩，诱发肥胖、心脑血管疾病、糖尿病等各种慢性病甚至中毒。为此，人们必须将各种食物进行合理搭配，使能量及各种营养素之间达到平衡，才能得到合理的营养。

一、中国居民膳食指南

为更好地倡导平衡膳食、合理营养，引导食物消费，促进全民健康，《中国营养学会膳食指南》梳理了中国居民主要营养和健康问题，根据中国居民膳食营养素参考摄入量及食物资源和饮食特点，为中国居民量身定制了理想的膳食模式并广为推荐。

（一）食物多样，谷类为主

人类摄入的食物形形色色，丰富多彩，但不同食物中的营养素及有益膳食成分的种类和含量不同。只有一日三餐食物多样，且搭配合理，以使其提供的营养素种类齐全、比例协调，才能满足平衡膳食模式的需要（图6-2）。

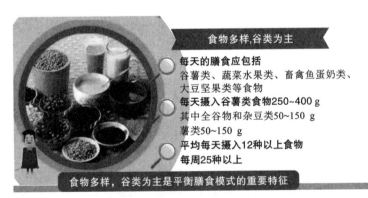

图6-2　《中国居民膳食指南（2016）》核心推荐（一）

1. 食物多样　食物多样是平衡膳食的基本原则和重要前提。人类摄入的食物，按其营养特点一般可分为谷薯类、蔬菜水果类、畜禽鱼蛋奶类、大豆坚果类和油脂类五大类。谷物薯类主要提供碳水化合物、蛋白质、膳食纤维和 B 族维生素。蔬菜水果类则富含膳食纤维、矿物质、维生素 C、类胡萝卜素、维生素 K 及各种有益健康的植物化学物。畜禽鱼蛋奶类动物性食品主要提供蛋白质、脂肪、矿物质、维生素 A、B 族维生素和维生素 D 等。大豆坚果类食物中蛋白质、脂肪、膳食纤维、矿物质、B 族维生素和维生素 E 等含量非常丰富。油脂等纯能量食物典型而单纯高能量是其突出特点。

做到食物多样，就要求每天的膳食应包括上述五大类食物。就品种数量而言，除了烹调油和调味品，平均每天摄入 12 种以上食物，每周 25 种以上食物。建议谷类、薯类、杂豆类的食物品种数平均每天 3 种以上，每周 5 种以上；蔬菜、菌藻和水果类的食物品种数平均每天有 4 种以上，每周 10 种以上；鱼、蛋、禽肉、畜肉类的食物品种数平均每天 3 种以上，每周 5 种以上；奶、大豆、坚果类的食物品种数平均每天有 2 种，每周 5 种以上。按照一日三餐食物品种数的分配，早餐至少摄入 4～5 个品种，午餐摄入 5～6 个食物品种；晚餐 4～5 个食物品种；加上零食 1～2 个品种。

2. 谷类为主 谷物、薯类是人体最经济、最合理的能量来源。谷物是平衡膳食的基础，也是中国人平衡膳食模式的重要特征，一日三餐都要摄入充足的谷类食物。谷物、薯类含有丰富的碳水化合物，是人体所需能量的最经济、最重要的食物来源，也是提供 B 族维生素、矿物质、膳食纤维和蛋白质的重要食物来源，在促进生长发育、维持人体健康方面发挥着重要作用。

全谷物指未经精细化加工或虽经碾磨、粉碎、压片等处理但仍保留了完整谷粒所具备的胚乳、胚芽、麸皮及其天然营养成分的谷物。与精制谷物相比，全谷物及杂豆类可提供更多的 B 族维生素、矿物质、膳食纤维等营养成分及有益健康的植物化合物，全谷物、薯类和杂豆的血糖生成指数远低于精制米面。

薯类有马铃薯（土豆）、甘薯（红薯、山芋）、芋薯（芋头、山药）和木薯，是货真价实的低脂、高钾食物。薯类中碳水化合物含量为 25％左右，蛋白质含量较低，能量含量与特点接近米饭。薯类中的维生素 C 含量较谷类高，甘薯中的胡萝卜素含量比谷类高，甘薯中还含有丰富的纤维素、半纤维素和果胶等，可促进肠道蠕动，预防便秘。

杂豆指除了大豆之外的红豆、绿豆、芸豆、豌豆、蚕豆、花豆等。杂豆脂肪含量低，B 族维生素含量比谷物高，富含钙、磷、铁、钾、镁等矿物质和赖氨酸，既可以融入主食，也可带入菜肴，是膳食的好搭档。

（二）吃动平衡，健康体重

吃和动是影响体重的两个主要因素，人体能量代谢的最佳状态是能量的摄入和消耗处于美妙的平衡。如果吃得过多或动得太少，导致能量过剩，多余的能量就会在体内以脂肪的形式积存下来，日积月累，超重与肥胖就少不了，慢性病风险也随之增加。人体对脂肪的积存能力似乎永无止境，因为人类的体重记录被不断地打破。

1. 吃动平衡　一口吃不成胖子，但胖子确实是一口一口吃出来的。每天多用半瓷勺油（仅 5 g）或多吃 2～3 个水饺，1 年就可增重 1 kg，10 年下来可能就是一个可观的胖子了，要减回去就难了。但如果吃得过少或动得太多，就会出现体重过低、消瘦和营养不良，导致体虚乏力，增加感染性疾病风险。

体重由脂肪体重和去脂体重构成，是客观评价人体营养和健康状况的重要指标。健康体重，指维持机体各项生理功能正常进行，充分发挥身体功能的体重，其体重构成的各组分比例恰当。体重过低或过高，或体重构成的组分比例失衡（如体脂过高，去脂体重过低）都是不健康的表现。

通过合理的"吃"和科学的"动"，不仅可以保持健康体重，打造美好体型，还可以增进心肺功能，改善糖、脂代谢和骨健康，调节心理平衡，增强机体免疫力，降低肥胖、心血管疾病、2 型糖尿病、癌症等威胁人类健康的慢性病的风险。吃动平衡、健康体重的关键推荐如图 6-3 所示。

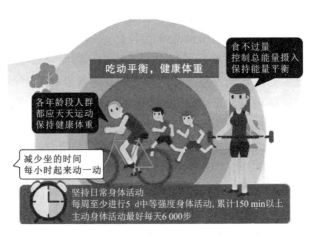

图 6-3　《中国居民膳食指南（2016）》核心推荐（二）

2. 健康体重　如何通过吃动平衡达到健康体重呢？原则上是量出为入，食不过量，但鼓励多动会吃，不提倡少动少吃，忌不动不吃。生命在于运动，吃是为了更好地"动"，一切生命活动和生活功能活动都离不开"吃"。

每个人都应保持足够的日常身体活动，身体活动消耗的能量至少应占总能量的 15％，对一般人群而言，也就是 4 207～6 308 kJ。除了日常家务、职业活动之外，还需要再加主动身体活动 40 min，即快步走 6 000 步（5.4～6.0 km/h）或相当的运动量（每 1 000 步活动量相当于中速步行 10 min、骑自行车 7 min、拖地或打太极拳8 min）。"管住嘴，迈开腿"，二者同等重要，互为补充，缺一不可。

（三）多吃蔬果、奶类和大豆

目前，中国居民蔬菜摄入量逐渐下降，水果、大豆、奶类摄入量仍处于较低水平。中国城乡居民平均每人每日蔬菜的摄入量为269.7 g，奶类及其制品的摄入量为24.7 g，大豆类及制品摄入量为10.9 g。中国营养学会对此的核心推荐如图6-4所示。

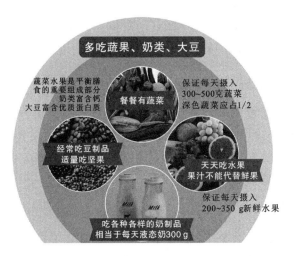

图6-4 《中国居民膳食指南（2016）》核心推荐（三）

1. 充分认识蔬果奶豆的营养意义 新鲜蔬菜和水果能量低，微量营养素（维生素、矿物质）及膳食纤维含量丰富，是植物化合物的重要来源，还含有有机酸、芳香物质和色素等成分，能够增进食欲，帮助消化，促进人体健康，是人类的天然营养宝库。蔬菜水果摄入可降低脑卒中和冠心病的发病风险以及心血管疾病的死亡风险，降低胃肠道癌症、糖尿病等的发病风险，也被国内外大量的研究所证实。

奶类和大豆类食物在改善城乡居民营养，特别是提高贫困地区居民的营养状况方面具有重要作用。奶类富含钙，是优质蛋白质和B族维生素的良好来源；奶类品种繁多，液态奶、酸奶、奶酪和奶粉等都可选用。中国居民长期钙摄入不足，每天摄入300 g奶或相当量乳制品可以较好地补充钙的不足。增加奶类摄入有利于少年儿童生长发育，促进成人骨健康。大豆富含优质蛋白质、必需脂肪酸、维生素E，并含有大豆异黄酮、植物固醇等多种植物化合物。另外坚果富含脂类和多不饱和脂肪酸、蛋白质等营养素，是膳食的有益补充。

2. 具体办法 做到多吃蔬果、奶类和大豆，其实并不难，简单易行实施办法有：

（1）餐餐有蔬菜，新鲜样样好，深色要过半。建议成年人每天摄入蔬菜300～500 g，分配到一日三餐中，中、晚餐至少有 2 个蔬菜品种；深绿色、红色、紫色等富含 β-胡萝卜素、叶黄素、番茄红素、花青素等营养素深色蔬菜占一半。在食堂进餐中，蔬菜的量应占全部食物的一半。

（2）合理烹饪，留住蔬菜营养。蔬菜生吃或先洗后切、开汤下菜、急火快炒、炒好即吃，可以最大限度地保留其中的营养物质。

（3）水果天天有。多种多样当季时令新鲜水果，是选购水果的基本原则。三口或四口之家，一周应采购 4～5 kg 的水果；需要控制能量摄入和血糖水平时，最好选择含糖量较低的水果；果汁、水果罐头、果脯、干果等水果加工制品不能代替水果。

（4）蔬果巧搭配。尽管蔬菜和水果的营养成分与健康效应很相似，但却营养特点各不相同。蔬菜品种更为丰富，多数蔬菜尤其是深色蔬菜中的维生素、矿物质、膳食纤维、植物化学物的含量明显高于水果，但蔬菜中的碳水化合物、有机酸、芳香物质等风味成分含量远低于水果，且一般需要烹调才能食用，因此会有营养素的烹调损失和油、盐的加入。

（5）每天一杯奶。大力提倡增加奶及奶制品的摄入量，是改善中国当前居民膳食结构和健康状况最为方便和经济有效的途径之一。选择多种多样的奶制品，当作膳食组成的必需品，平均每天 300 mL。

（6）常吃豆制品，坚果不过量。大豆主要包括黄豆和黑豆，大豆及其各类制品是理想的肉类替代品，也是能与谷物蛋白互补的理想食品。豆腐、豆干、豆浆、豆芽、发酵豆制品等都是日常膳食不错的选择。坚果是休闲、接待嘉宾、馈赠亲友时的常见食品，适量摄入有益于健康，但因其淀粉或油脂含量过高，需要控制，最好一周 50～70 g。

（四）适量吃鱼、禽、蛋、瘦肉

鱼、禽、蛋和瘦肉含有丰富的优质蛋白质、脂类、维生素 A、维生素 B、铁、锌等营养素，是平衡膳食的重要组成部分，是人体营养需要的重要来源。根据 2012 年全国营养调查结果计算此类食物对人体营养需要的贡献率，鱼、禽、蛋和瘦肉满足人体营养需要 20％以上的营养素有蛋白质、维生素 A、维生素 B_2、烟酸、磷、铁、锌、硒、铜等，其中蛋白质、铁、硒、铜等达到 30％以上。

1. 鱼类 脂肪含量相对较低（1％～10％，多数在 5％甚至以下），且以多不饱和脂肪酸为主，海水鱼类富含二十碳五烯酸（EPA）和二十二碳六烯酸（DHA），胆固醇含量也较低，对预防血脂异常和心血管疾病等有一定作用。鱼类蛋白质含量15%～22%，维生素A、D、E、B₁、B₂和烟酸含量丰富（有些海水鱼体含硫胺素分解酶，大量生食可导致维生素B₁缺乏），硒、锌、碘含量较高（海水鱼含有更多的碘，牡蛎、扇贝中锌较为突出，河蚌、田螺中铁含量丰富）。因此，在动物性食品中，以鱼类为首选。

2. 禽类 脂肪含量也相对较低（9%～14%），脂肪酸组成以单不饱和脂肪酸为主，优于畜类脂肪；蛋白质含量高达16%～20%，维生素A、B、铁含量丰富（肝脏尤为突出）。因此，禽类的选择应先于畜肉。

3. 蛋 鸡蛋含蛋白质13%，被誉为"参考蛋白"，含脂肪10%～15%，维生素A、D、E、K及B等含量丰富，种类较为齐全（甚至含有微量的维生素C），磷、钙、铁、硒、锌等含量也较高。其中脂肪、维生素与矿物质主要集中于蛋黄，尤其富含磷脂和胆碱。一天一个鸡蛋（不必弃蛋黄），既可以得到鸡蛋的营养，也不必担心胆固醇会对人体健康产生影响。

4. 瘦肉 猪、牛、羊肌肉颜色较深，呈暗红色，即"红色肉类"，其蛋白质含量10%～20%（猪肉平均13.2%），脂肪37%（纯"瘦"的猪里脊肉，脂肪含量也有7.9%），且以饱和脂肪酸为主，胆固醇较高，维生素A、B及铁、锌等含量较为丰富。因此，红肉尽管具有较高的营养价值，但因脂肪尤其是饱和脂肪酸含量高，缺陷也较为明显，是动物性食物的末选。

鱼、禽、蛋和瘦肉虽然营养好，口味也好，但高脂、高能量、高胆固醇、缺膳食纤维等营养缺陷也较为明显，如何做到适量地摄入，既保证营养供应和平衡，同时也防止营养过剩，中国营养学会为此提出了核心推荐（四）（图6-5）。推荐内容如下：

图6-5 《中国居民膳食指南（2016）》核心推荐（四）

（1）控制摄入总量。把握好"适量摄入"的关键，是要注意控制摄入总量。建议成人每周摄入鱼和畜禽肉的总量不超过1.1 kg，鸡蛋不超过7个。应将这些食物分散到每天各餐中，避免集中食用。最好每餐可见到肉，每天可见到蛋，以便更好地发挥蛋白质互补作用。

（2）制定每周食谱。制定食谱，是控制动物性食物适量摄入的有效方法，建议制定周食谱。鱼和畜禽肉可以换着吃，但不宜相互取代，不偏食某一类动物性食物。不要求每天各类动物性食物样样齐全，但每天最好不应少于两类。

（3）掌握食物分量。了解常见食材或熟食品的重量，可在烹饪时掌握食块的大小，以及在食用时主动掌握食物的摄入量。大块的肉，如红烧蹄膀、鸡腿、粉蒸肉等，如果不了解其重量，往往可能过量摄入，因此在烹饪时宜切小块烹制。烹制成的大块畜禽肉或鱼，吃前最好分成小块再供食用。

（4）外餐荤素搭配。在外就餐时，常会增加动物性食物的摄入量，建议尽量减少在外就餐的次数，如果需要在外就餐，点餐时要做到荤素搭配，清淡为主，尽量用鱼和豆制品代替畜禽肉。

（5）少吃肥畜肉。几乎是纯的脂肪（猪肥肉脂肪含量88.6％），能量密度是瘦肉的5～6倍，摄入过多往往是肥胖、心血管疾病和某些肿瘤发生的危险因素，因此应当选瘦肉，少吃肥肉。

（6）适量动物内脏。如肝、肾等，其脂溶性维生素、B族维生素、铁、硒和锌等含量明显高于肌肉，但胆固醇的含量过高，适量摄入可弥补日常膳食的不足，不宜经常摄入，建议每月可食用动物内脏食物2～3次，每次25 g左右。

（7）少吃烟熏和腌制肉。风味独特，是人们喜爱的食品，但由于在熏制和腌制过程中，易遭受多环芳烃类和甲醛等多种有害物质的污染，过多摄入可增加某些肿瘤的发生风险，应当少吃。

（五）少盐少油，控糖限酒

烹调用油和调味品作为食品烹调加工中的辅助品，具有增加菜肴色香味，促进食欲，提供一定营养素的作用，是日常烹调及加工中不可或缺的重要组成部分。酒本有开胃消食、消乏解困、舒筋活血、驱寒助兴等功效，是工作之余的调剂品。然而，随着生活水平的提高，人们对食物口感的追求也不断提升，烹调或食品加工时过量使用或添加油、盐、糖，饮酒没有节制，带来的健康问题也越来越严重。为此，中国营养学会推荐如图6-6所示。

1. 盐 大多菜肴以咸作基础味，是食盐让人们享受到了美味佳肴，因而有"百味之王"之称，是食物烹饪、加工时几乎不可或缺的调味品，也是人体氯和钠的主要来源。

然而，人群的血压水平和高血压的患病率均与食盐的摄入量密切相关。50岁以上的人、有家族性高血压的人、超重和肥胖者，其血压对食盐摄入量的变化更为敏感。膳食中的食盐如果增加，发生心脑血管意外的危险性就大大增加。

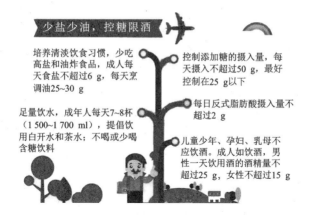

图 6-6　《中国居民膳食指南（2016）》核心推荐（五）

中国营养学会建议健康成年人一天食盐（包括酱油和其他食物中的食盐量）的摄入量是不超过 6 g。因此，减少食盐量仍需努力。

减少盐摄入量，首先要自觉纠正因口味过咸而过量添加食盐和酱油的不良习惯，对每天食盐摄入采取总量控制，可选用定量盐勺，每餐按量放入菜肴。习惯过咸味食物者，为满足口感的需要，可在烹制菜肴时放少许醋，提高菜肴的鲜香味，帮助自己适应少盐食物。烹制菜肴时如果加糖会掩盖咸味，会不知不觉地增加盐的摄入。此外，需要注意的是，大多咸味调味品以及酱菜、腌制食品等在制作时也会添加大量的食盐，如 20 mL 酱油中含有 3 g 食盐，10 g 蛋黄酱含 1.5 g 食盐，如果菜肴需要用酱油和酱类，应按比例减少食盐用量。

2. 油　烹调油包括植物油和动物油。人类饮食离不开油，烹调油除了可以增加食物的风味，还是人体必需脂肪酸和维生素 E 的主要来源，以及脂溶性维生素吸收、利用的助剂。然而，当前中国居民烹调油摄入量过多，脂肪供能比过高，导致慢性病的风险明显增高。

科学用油包括"少用油"和"巧用油"，即控制烹调油的食用总量不超过 30 g/d，并且搭配多种植物油，尽量少食用动物油和人造黄油或起酥油。

"少用油"：使用带刻度的油壶来控制炒菜用油；选择合理的烹饪方法，如蒸、煮、炖、拌等，使用煎炸代替油炸；少吃富含饱和脂肪和反式脂肪酸的食物，例如饼干、蛋糕、糕点、加工肉制品以及薯条/薯片等。

"巧用油"：动物油的饱和脂肪酸比例较高，植物油则以不饱和脂肪酸为主。不同植物油又各具特点，如橄榄油、茶油、菜籽油的单不饱和脂肪酸含量较高，玉米油、葵花籽油则富含亚油酸，胡麻油（亚麻籽油）中富含 α-亚麻酸。因此应当经常更换烹调油的种类，食用多种植物油，减少动物油的用量。

3. 酒　酒虽然是中国民间饮食文化的一部分，但是从营养学的角度看，酒中没有任何营养元素。尽管适量饮酒可能会有那么一点的健康效应，但酒是全球应用最为普遍的成瘾剂，长期饮用极易形成酒精依赖，造成肝损伤，并诱发痛风、结直肠癌、乳腺癌、心血管疾病等慢性病。对于孕妇、乳母、青少年、特殊状况或特定职业人群及驾驶机动工具的人员，即使少量饮酒也会对健康、工作或生活造成不良影响。

从健康的角度出发，男性和女性成年人每日饮酒应该分别不超过酒精 25 g 和 15 g。换算成不同酒类，25 g 酒精相当于啤酒 750 mL，葡萄酒 250 mL，38°白酒 75 g，高度白酒 50 g；15 g 酒精相当于啤酒 450 mL，葡萄酒 150 mL，38°白酒 50 g，高度白酒 30 g。

4. 糖　添加糖指人工加入到食品中的糖类，包括饮料中的糖，具有甜味特征。常见的有白砂糖、绵白糖、冰糖和红糖。添加糖是纯能量食物，不含其他营养成分，过多摄入会增加龋齿及超重肥胖发生的风险。因此，平衡膳食中不要求添加糖，若需要摄入建议每天摄入量不超过 50 g，最好控制在约 25 g 以下。

对于儿童青少年来说，含糖饮料是添加糖的主要来源，建议不喝或少喝含糖饮料。添加糖的另外一个主要来源是包装食品如糕点、甜点、冷饮等，减少此类食品的摄入，也可控制添加糖的摄入。此外，家庭烹饪时也会使用糖作为佐料加入菜肴中，或在喝茶饮料、咖啡时加入糖，需要引起注意。

（六）杜绝浪费

中国人口众多，食物浪费问题比较突出，食源性疾病状况也时有发生。减少食物浪费、注重饮食卫生、兴饮食新风对社会可持续发展、保障公众健康、促进家庭亲情具有重要意义。2013 年调查资料显示，中国消费者仅在中等规模以上餐馆的餐饮消费中，每年最少倒掉约 2 亿人一年的食物或口粮；全国各类学校、单位规模以上集体食堂每年至少倒掉了可养活 3 000 万人一年的食物；个人和家庭每年可能浪费约 5 500 万吨粮食，相当于 1 500 万人一年的口粮。

食物不仅承载了营养，也反映了文化传承和生活状态。勤俭节约、在家吃饭、尊老爱幼是中华民族的优良传统，同时也是减少浪费、保证饮食卫生、享受亲情和保障营养的良好措施。让人们从现在开始，做到珍惜食物不浪费、饮食卫生不得病，树饮食新风尚、享健康好生活（图 6-7）。

二、中国居民平衡膳食宝塔与膳食餐盘

《中国居民膳食指南》六大核心推荐指引人们食物食用的大方向和基本原则，是人们通往健康饮食大路上的六盏指路明灯。然而，对于一般公众而言，《中国居民膳食指南》有欠具体、直观和简练。

（一）中国居民平衡膳食宝塔

中国营养学会根据《中国居民膳食指南》的核心推荐内容和基本原则，结

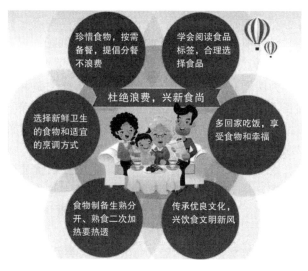

图 6-7 《中国居民膳食指南（2016）》核心推荐（六）

合中国居民膳食的实际状况，将平衡膳食的原则转化成各类食物的重量，形象地绘制中国居民平衡膳食宝塔，便于人们在日常生活中实行。膳食宝塔共分五层，包含每天应吃的主要食物种类。膳食宝塔各层位置和面积不同，这在一定程度上反映出各类食物在膳食中的地位和应占的比重（图 6-8）。

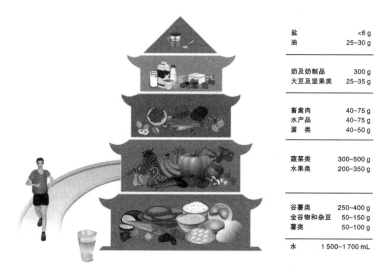

盐	<6 g
油	25~30 g
奶及奶制品	300 g
大豆及坚果类	25~35 g
畜禽肉	40~75 g
水产品	40~75 g
蛋 类	40~50 g
蔬菜类	300~500 g
水果类	200~350 g
谷薯类	250~400 g
全谷物和杂豆	50~150 g
薯类	50~100 g
水	1 500~1 700 mL

图 6-8 中国居民平衡膳食宝塔

位居底层的是谷薯类基础食物，每人每天应该吃 250～400 g，其中全谷物和杂豆应达到 50～150 g，薯类 50～100 g。谷类是面粉、大米、玉米粉、小麦、高粱等的总和。加工的谷类食品如面包、烙饼、切面等，应折合成相当的面粉量来计算。多种谷类掺着吃比单吃一种好，特别是以玉米或高粱为主要食物时应当更重视搭配一些其他的谷类或豆类食物。

蔬菜和水果占据第二层，每天应吃 300～500 g 和 200～350 g；蔬菜和水果经常放在一起，因为两者有许多共性。但蔬菜和水果终究是两类食物，各有优势，不能完全相互替代。尤其是儿童，不可只吃水果不吃蔬菜。蔬菜、水果的重量按市售鲜重计算。一般说来红、绿、黄色较深的蔬菜和深黄水果含营养素比较丰富，所以应多选用深色蔬菜和水果。

鱼、禽、肉、蛋等动物性食物位于第三层，主要提供优质蛋白质和一些重要的矿物质和维生素，每天应该吃 120～200 g（首选的鱼虾水/海产品类 40～75 g，蛋类 40～50 g，畜、禽肉 40～75 g）。这类食物的重量是按购买时的鲜重计算。

奶类、豆类和坚果类食物占第四层，每天应吃奶类及奶制品 300 g，大豆及坚果类食物 25～35 g。一般一平瓷勺奶粉约 5 g，相当于 40 g 牛奶。25 g 大豆约相当于 40 g 豆腐丝、50 g 素鸡、55 g 豆腐干、70 g 北豆腐、140 g 南豆腐、175 g 内酯豆腐或 350 g 豆浆。

摄入量最少的烹调油和食盐位于宝塔的顶层，每天烹调油限量在 25～30 g 以内（约 3 瓷勺以内，一餐一瓷勺油），食盐不超过 6 g（相当一啤酒瓶盖食盐）。如果在日常做菜时还放了酱油或其他酱类调味料，就应按比例减少菜中的食盐用量。一袋 500 g 的食盐，一家三口起码要吃一个月；一桶 5 升的植物油，一家三口应吃两个月（一天三餐基本都在家吃）。

此外，膳食宝塔还强调了足量饮水和增加身体活动的重要性，建议每天饮水 1 500～1 700 mL，每天活动 6 000 步。在高温或强体力劳动的条件下，应适当增加饮水量。饮水应少量多次，要主动，不要感到口渴时再喝水。

目前，中国大多数成年人身体活动不足或缺乏体育锻炼，应改变久坐少动的不良生活方式，养成天天运动的习惯，坚持每天多做一些消耗体力的活动。建议成年人每天进行累计相当于步行 6 000 步以上的身体活动，如果身体条件允许，最好进行 30 min 中等强度的运动。

需要说明的是，膳食宝塔建议的各类食物摄入量都指食物可食部分的生重。膳食宝塔建议的各类食物每日摄入量是一个平均量，不是每天必须严格遵守的膳食配方。每日膳食中应尽量包含膳食宝塔中的各类食物。但无须每日都严格照着膳食宝塔建议的各类食物的量吃，重要的是一定要经常遵循膳食宝塔各层中各类食物的大体比例。在一段时间内，比如一周，各类食物摄入量的平均值应当符合膳食宝塔的建议量。也就是说，膳食宝塔是指向健康膳食的灯塔，是一段时间膳食的参考。

膳食宝塔中建议的每人每日各类食物适宜摄入量范围适用于一般健康成人，

在实际应用时要根据个人年龄、性别、身高、体重、劳动强度、季节等情况适当调整。膳食宝塔中所标示的各类食物的建议量的下限为适应能量水平 6 688 KJ 的摄入量，上限为适应能量水平 10 032 KJ 的摄入量。

膳食宝塔包含的每一类食物中都有许多品种，虽然不同食物营养各有差异，但同一类中各种食物所含营养成分大体上近似，在膳食中可以按照同类互换、多种多样的原则，因地制宜，充分利用当地食物资源，将营养与美味结合起来，调配丰富多彩的一日三餐，并养成习惯，长期坚持。

（二）中国居民平衡膳食餐盘

为了更加形象和直观地指引每餐的食物选择与搭配，中国营养学会还推出了平衡膳食餐盘（图 6-9）。平衡膳食餐盘描述了餐膳食的食物组成和大致重量比例，更形象直观地展现了平衡膳食的合理组合与搭配，是膳食指南的核心内容在一餐中的具体体现，是每一餐的参考。

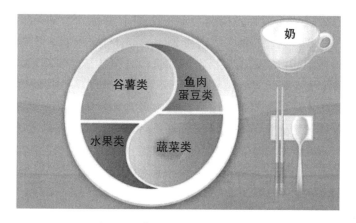

图 6-9　中国居民平衡膳食餐盘

餐盘分成谷薯类、鱼肉蛋豆类、蔬菜类、水果类四部分。蔬菜和谷薯类占比一样多，各占重量的 27％～35％。水果与鱼肉蛋、豆类各占总膳食重量的 15％左右。餐盘旁牛奶杯提示了奶制品的重要性，推荐每天一杯奶，或相当于 300 g 液态奶的奶制品。

餐盘提供人在吃饭取餐时要注意好比例。吃饭时，吃一大口饭配合一大口蔬菜，吃完两大口菜和饭之后再吃一小块肉；如此循环，直到刚好吃饱为止，就可比较好地控制各类食物摄入的比例了。

第三节　食品安全与食源性疾病

食品安全直接关系着每一个居民的身体健康和生命安全，也关系着整个社会的和谐稳定与发展。防止食品污染、保障食品安全，对于保障公众身心健康、维持社会和谐稳定均有着极为重要的作用。

食品安全隐患可发生于原料生产、采收与食品加工、存储、运输、销售等各个环节。无论是亚、非等广大发展中国家，还是欧、美发达国家，食品安全事件不时发生，危及消费者的身体健康，牵动公众敏感的神经，甚至酿成严重的食品安全危机。食品安全监督管理工作重心已逐渐从主要防止微生物污染的危害发展到重点防止有毒有害化学物的污染和危害；从传统的清洁与不清洁概念发展到安全性评价和风险分析与控制；从食品生产与供应过程中的道德观念约束发展到严格的法制化管理；从终产品的监督管理发展到完善的过程即从农田到餐桌的全程监管。

（一）食品污染

食品安全指食品无毒、无害，符合应当有的营养要求，对人体健康不造成任何急性、亚急性或者慢性危害。食品安全要求食品（食物）的种植、养殖、加工、包装、储藏、运输、销售、消费等活动符合国家强制标准和要求。因此，食品安全既包括生产安全，也包括经营安全；既包括结果安全，也包括过程安全；既包括现实安全，也包括未来安全。

食品污染指由于各种原因导致外源性有毒有害物质进入食品，或食品成分本身在各种条件下发生化学变化产生有毒有害物质，造成食品安全性、营养性和（或）感官性状发生劣变的过程。食品在生产加工等的各个环节，均有可能受到各种有毒有害物质"意外"混入、生成甚至人为添加等各种类型的污染，导致食品的卫生质量下降，从而对人体的健康造成不同程度的危害。

1. 生物性污染　食品的生物性污染主要由微生物、寄生虫、昆虫等对食品的污染引起。微生物污染主要包括最为常见的细菌、真菌及其毒素对食品的污染，以及病毒对食品的污染。出现在食品中的微生物除致病菌和条件致病菌外，更多的是引起食品腐败变质的非致病菌。细菌、真菌及其毒素对食品的污染不仅会导致食品的腐败变质，还可能引起人体各种急性、亚急性或慢性危害，以及各种传染性疾病等。污染食物的病毒常见的有肝炎病毒、脊髓灰质炎病毒、口蹄疫病毒等。寄生虫污染主要是寄生虫和虫卵通过患者、病畜的粪便直接或间接污染食品。昆虫污染主要包括粮食中的甲虫、螨类、蛾类以及动物食品和发酵食品中的蝇、蛆等对食品的污染。

2. 化学性污染　食品的化学污染物主要包括：①食品本身生产加工如腌渍、烟熏、烘烤、油炸等过程中产生的多环芳烃、N-亚硝基化合物、杂环胺、丙烯酰胺等有毒有害物质；②食品生产加工过程中非法添加的化学物（苏丹红、三聚氰胺）、滥用（超量、超范围）的食品添加剂、过度使用并残留在食品中的农药、兽药等；③环境污染物向食品迁移，如工业"三废"排放的有毒金属（铅、砷、镉、汞等）、有机污染物（多环芳烃、多氯联苯、二噁英、酚等）等对食品的间接污染；④生产加工设备、运输工具、食品容器、包装材料中的有毒有害物质迁入到接触的食品中。因此，食品化学性污染涉及范围广，污染情形复杂，对人类健康的危害也因污染物的性质与暴露剂量不同而有很大的差异。但化学性污染不会像微生物污染那样，可引起各种传染性疾病。

3. 物理性污染 食品物理性污染主要来源于复杂的多种非化学性的杂物，虽然部分污染物可能并不威胁消费者的健康，但严重影响了食品应有的感官性状和（或）营养价值，食品卫生质量同样得不到保证，主要有：①食品生产、加工、储藏、运输、销售过程中混入的杂物，如粮食收割过程中混入的草籽、晾晒过程中混入的砂石灰尘；②食品掺杂制假中的添加物，如注入肉中的水、掺入奶粉中的白糖；③食品的放射性污染，主要是放射性物质的开采、冶炼、生产、应用及泄漏等造成的食品污染。

（二）食源性疾病

食源性疾病指"由食物和摄食而引起的疾病"的统称，包括传统上凡是通过摄食进入人体的各种致病因素所引起的、通常具有感染性质或中毒性质的一类疾病，甚至还包括某些慢性病、代谢病、食源性变态反应性疾病和营养不平衡导致的疾病如糖尿病、肥胖症、高脂血症和肿瘤等，具体有如下常见类型：

1. 食物中毒 食物中毒指摄入被致病性细菌及其毒素、真菌及其毒素、化学毒物所污染的食物，或误食含有天然毒素的动植物而引起的以急性、亚急性胃肠道症状为主的非传染性疾病。按世界卫生组织（WHO）食源性疾病定义，食物中毒属于急性（亚急性）食源性疾病。

2. 食源性寄生虫病 由于摄入污染了寄生虫或其虫卵的食品而感染的寄生虫病称为食源性寄生虫病。主要病原有原虫（如隐孢子虫）、吸虫（如华支睾吸虫）、绦虫（如猪带绦虫）和线虫（如蛔虫）等。

3. 食物过敏 指所摄入人体内的食物中的某些过敏原成分，诱发机体产生免疫应答发生过敏反应。目前已知的过敏原都是蛋白质或糖蛋白。常引起食物过敏的食物主要有八大类：奶及奶制品、蛋及其制品、花生等坚果类及其制品、豆类及其制品、鱼及其制品、小麦、大麦和燕麦等谷类食物及其制品。

4. 其他 如由食物中有毒有害污染物所引起的致癌、致畸、致突变等慢性中毒性疾病。

（三）保障食品安全，预防食源性疾病

吃得放心、吃得安全、吃得健康，是社会文明进步的要求和表现。食品安全事关国计民生，已成为全球公众共同关注的热点。保障食品安全，预防食源

性疾病，除需进一步健全食品安全法律法规与标准体系、建立和完善食物污染监测网络、加强食物安全监督检验的力度、强化责任制度和问责制度及社会的监督和公众的食品安全教育非常重要。

1. 选择新鲜安全的食品 一些细菌在食品上繁殖后并不使食品在外观、气味上有所改变，所以不能以食品腐烂、变味来判断是否能够食用。不要购买和食用来源不明及色、香、味、形等感官性状异常的食物、调味品和添加剂，包装食品应在保质期内；不吃病死的禽畜肉和腐败变质的食物；不购买无厂名厂址和保质期等标识不全的包装食品；不光顾无证无照的流动摊档和卫生条件不佳的饮食店。

2. 食物烹调要烧熟煮透 充分加热是杀灭食品中细菌的有效方法，各部位的温度都必须达到70℃以上，特别是肉类、乳制品等易被病原菌污染的食品应彻底加热，煮透后食用。

3. 做熟的食品尽快食用 食品出锅后应尽快吃掉，夏秋季节在常温下存放不应超过4小时。卤制食品出锅后要尽快冷却，以免其中残留的细菌大量繁殖。

4. 妥善贮存食品 所有熟食和易腐烂的食物应及时冷藏（最好在5℃以下），并防止老鼠、蟑螂、苍蝇及宠物等的污染。要牢记冰箱不是保险箱，要定时清洁，冰箱贮存的食物只能延缓细菌的繁殖生长，不能杀灭细菌；盐腌、糖渍、干制都是控制细菌繁殖，改善食品风味的有效方法。

5. 熟食贮存后要再加热后方可使用 剩菜剩饭不宜贮存太久，低温贮存的食品必须回锅加热处理，回锅加热的温度至少要达到70℃以上。

6. 避免生熟食品的交叉污染 加工生熟食品的用具（案板、刀具等）要分开使用，生、熟食物和新鲜、剩余食物分开存放。

7. 保持厨房的卫生 厨房应当保持整洁，用来加工食品的所有用具表面必须保持干净；接触餐具和厨房用具的抹布应该在下次使用前彻底清洗，必要时煮沸消毒；特别要注意不要在厨房内存放任何有毒物及其容器，以避免误用、误食；避免虫、鼠及其他动物进入厨房和接近食物。

8. 养成良好的卫生习惯 饭前便后要洗手，在收拾生禽、生肉、生鱼之后，要再次洗手，方可接触其他食品；直接食用的瓜果应用洁净的水彻底清洗，必要时尽可能去皮。

9. 其他注意事项 谷物在种植、收获、晾晒、储存过程中注意防霉，不要食用霉变的粮食；不要自行采摘、食用野菇，也不要在移动商贩处购买干或新鲜的蘑菇；不饮用不洁净的水或者未经煮沸的自来水。

第七章

运动处方

运动处方（exercise prescription）指针对个体的身体状况而制定的一种科学的、定量化的、周期性的锻炼方案，指导人们有目的、有计划和科学锻炼的一种方法。具体来讲，指根据从事体育锻炼者或患者的身体检查的资料（包括运动试验和体力测验），按其健康状况、体适能水平及运动目的，用处方的形式制定运动种类、运动强度、运动时间及运动频度，提出运动中的注意事项。

运动处方与医药处方的不同在于：①目的不同。运动处方是用来提高体适能、促进健康或防治疾病，医药处方是为了治疗疾病。②使用终点不同。医药处方在患者痊愈后即停止使用，而运动处方在人的一生都可以发挥重要作用。③执行方法不同。医药处方以服用或被动接受药物为主，个体不用付出努力，而运动处方必须依赖个体主动参与完成，效果取决于个体的努力程度。运动处方和医药处方内容的区别见表7-1。

表 7-1　运动处方和医药处方的类比

运动处方	医药处方
运动类型	药品名称
运动强度	药品剂量
持续时间和频度	用药方法和疗程
主动参与	服用或被动接受

第一节　运动处方的基本要素

运动处方的种类繁多，但基本要素包括运动目的、运动种类、运动强度、运动时间、运动频率、运动进度及注意事项等。其中运动种类、运动强度、运动时间、运动频率为运动处方的四大要素。

（一）运动目的

运动目的建立在需求的基础上，依据年龄、性别、职业、爱好、健康状况不同，运动目的各有侧重。运动目的主要有以下几个方面：

（1）促进生长发育、增进健康。

（2）疾病的预防、治疗和康复。

（3）增强体适能、激发活力，提高生活质量。

（4）丰富文化娱乐生活，愉悦身心，满足社交需求。

（5）健美减肥、塑造形体美。

（6）学习掌握运动技能和方法，提高竞技水平。

（二）运动种类

指运动中采用的形式，或选择的运动项目等。

按照肌肉活动特点，可将运动分为动力性运动与静力性运动。在做动力性运动时，身体多个环节均有位移，如走、跑、跳。进行静力性运动时，身体多个环节在一定时间内维持相对固定姿势，如十字悬垂、蹲马步等。

按运动供能的特点，可将运动分为无氧供能（或无氧供能为主）运动和有氧供能（或有氧供能为主）运动两大类。无氧供能为主的运动包括最大强度及次最大强度的运动，如50 m冲刺。有氧供能为主的运动包括高强度运动、中等强度运动和低强度运动，如竞走、超长跑、长距离游泳、健美操、球类运动等。

选择运动种类时要考虑几方面的条件：①依据个人运动目的；②是否获得医学检查的许可；③锻炼者个人的运动经历、兴趣爱好及特长；④运动的环境、条件，是否有同伴和指导等。其中，运动目的和医学检查的许可，是必须满足的两个条件。

健康相关体适能包括心肺耐力素质、肌肉力量和耐力素质、柔韧性素质、身体成分。相应地，运动处方的运动种类可分为以下三类：耐力性、力量性、柔韧性。为达到全面身体锻炼的效果，完整的运动处方要求包括3种运动种类：①耐力性（有氧）运动；②抗阻力量性运动；③柔韧伸展性运动。

1. 耐力性（有氧）运动　为中等强度、持续时间较长的运动。这类运动有：步行（散步、快走、竞走）、慢跑（或健身跑）、走跑交替、游泳、自行车、功率自行车、跳绳、划船、滑水、滑雪、非竞赛性球类运动、健身操、太极拳、养生气功等。耐力性运动是保持全面身心健康、保持理想体重的有效运动方式。在治疗性运动处方和预防性运动处方中，主要用于心血管、呼吸、内分泌等系统的慢性疾病的治疗、康复和预防，以改善和提高心血管、呼吸、内分泌等系统的功能。

2. 抗阻力量性运动 指以增强力量、健美形体为主的运动，如利用哑铃、杠铃、弹力带等抗阻法进行的力量练习。大量研究表明，适宜的力量刺激对延缓骨质疏松的发生具有十分重要的作用。成年人或中老年人随年龄增加，肌肉力量会不断下降。抗阻力量性运动必须成为成人运动计划的一个组成部分。

3. 柔韧伸展性运动 指以调整呼吸节律、拉伸肌肉筋膜、加大关节活动度为主的运动。主要作用有放松精神、消除疲劳、改善体型、防治高血压、神经衰弱等疾病。这类运动主要有：拉伸关节和舒展躯干的运动、太极拳、瑜伽、五禽戏、八段锦、易筋经、保健气功、广播体操、医疗体操、矫正体操等。

（三）运动强度

指单位时间内移动的距离或速度，或肌肉在单位时间内所做的功，是运动处方中决定运动量的核心问题，也是取得锻炼效果与安全性的关键。

在制定运动强度时要考虑几个方面的内容：运动目的、医学检查结果、个体体适能水平、锻炼内容、年龄、性别、运动经历等。在有氧运动中，运动强度取决于走或跑的速度、蹬车的功率、爬山时的坡度等。在力量和柔韧性练习中，运动强度取决于给予助力或阻力的负荷重量。应按照个人特点，规定锻炼时应达到的有效强度和安全界限。评估运动强度的方法有：最大摄氧量百分数（$\%VO_{2\,max}$）、最大心率百分数（$\%HR_{max}$）、代谢当量（METs）、主观运动强度等级（RPE）等。由于最大摄氧量的测定需要专业的仪器设备，测定方法较为复杂，实际采用不多。在大众健身中，常用的确定运动强度的方法有以下几种。

1. 最大心率百分数（$\%HR_{max}$） 以心率强度设定的心率称为"靶心率"或称为"运动中的适宜心率"。常用测算方法：

（1）年龄减算法：运动适宜心率＝180（或170）－ 年龄

此法适用于健康人群，60岁以上或体质较差者宜用170减去年龄。

（2）靶心率：靶心率＝最大心率×期望强度（%），取最大心率的60%～80%为运动适宜心率（靶心率）。

$$最大心率＝220 －年龄$$

$$靶心率＝（220 －年龄）×（60\%～80\%）$$

例如，某男，40岁，适宜的靶心率＝（220－40）×（60%～80%），即108～144次/min，提示该男子运动时的心率，如果低于108次/min，锻炼效果就不好，高于144次/min则太剧烈，而且不安全。

2. 主观运动强度等级（RPE）   在运动过程中，根据个体运动时主观感受劳累的程度来判断运动强度大小。此方法简便，特别适用于家庭和社区康复训练。如表 7-2 所示。

表 7-2   主观运动强度等级（RPE）测定表

RPE	主观运动感觉	相对强度（%）	相应参考心率（次/min）
6	安静、毫不费力	0.0	静息心率
7	极其轻松	7.1	70
8		14.3	
9	很轻松	21.4	90
10		28.6	
11	轻松	35.7	110
12		42.9	
13	有些吃力	50.0	130
14		57.2	
15	吃力	64.3	150
16		71.5	
17	很吃力	78.6	170
18		85.8	
19	非常吃力	95.0	195
20	竭尽全力	100.0	最大心率

在表 7-2 RPE 栏内，6～20 的 15 个点上每一个单数各有不同的运动感觉特征，这些感觉特征都具有相应的分值，如果各点乘以 10 倍以后，常与达到该点的心率大体上一致，即为此劳累级别的心率（次/min）。对习惯于运动的人来说，可靠性相当高。运动者的主观感觉得分在 12～15 级，说明运动强度是合理的，而中老年人应达到 11～13 级为宜。

3. 代谢当量（METs）   指运动时代谢率对安静时代谢率的倍数。1 METs 的活动强度相当于健康成人坐位安静代谢的水平。低强度体力活动<3 METs，中等强度体力活动为 3～6 METs，较大强度以上体力活动≥6 METs。

（四）运动时间/持续时间

运动时间/持续时间指一段时间内进行体力活动的总时间（即每次训练课的

时间、每天或每周的时间)。运动时间长短应与运动强度相互调节。在耐力性运动处方中，对大多数成年人推荐的运动时间是，每天累计进行至少 30～60 min (每周至少 150 min) 的中等强度运动，或每天至少 20～60 min (每周至少 75 min) 的较大强度运动，或中等和较大强度相结合的运动。心脏病患者在病情稳定后，每次运动时间可为 30～60 min，包括 10～15 min 热身活动，15～30 min 正式运动和 5～10 min 整理运动，并且要随时监测心率。

力量性运动处方和柔韧性运动处方中，应规定每组动作需重复的次数，一共完成几组及次与次、组与组之间间隔的时间。

(五) 运动频率

指每周锻炼的次数。研究发现，一周运动 1 次时，运动效果不蓄积，运动后肌肉痛和疲劳每次都发生，且易发生运动伤害。一周运动 2 次，疼痛和疲劳减轻，效果有蓄积，但不显著。一周运动 3 次，不仅效果可充分蓄积，也不产生疲劳。如果增加频率为每周 4 次或 5 次，效果也相应提高。但是，锻炼次数达 5 次以上时，最大摄氧量 ($VO_{2\,max}$) 的提高与每周锻炼 3 次没有明显差别。所以，以提高心肺耐力为主要目标时，推荐给大多数成年人的运动频率是每周 3～5 d 的有氧运动，或隔日 1 次。

运动频率还取决于运动强度和每次运动持续的时间。如果采用小运动量或次日无疲劳感，可以每天运动。对于一般健身保健或处于退休和疗养状态者，坚持每天锻炼一次更好。关键是养成运动习惯或运动生活化。

(六) 运动处方的注意事项

制定运动处方时，应遵循运动处方的科学原理，按照一定的步骤进行。应注意以下情况：①指出禁忌的运动项目和某些易发生危险的动作；②提出运动中自我观察指标及出现指标异常时停止运动的标准；③每次锻炼前后都要做好充分的准备活动和整理活动。对于慢性疾病患者，制定运动处方时，应该考虑患者的各种情况。如高血压患者有氧运动需在 50% 的心脏储备以下进行；注意降压药的用药情况；运动前后要测量血压，观察血压变化。糖尿病患者需注意运动中低血糖的发生，避免在药效高峰期进行运动。心血管病患者运动更应小心。

对于大多数成年人来说，一份有规律的锻炼计划应该包含除日常体力活动以外的多种运动。对于有些人来说，即使坚持了规律性的运动，但平时仍处于静坐少动的状态如伏案工作，健康的效益也会降低。因此，运动处方还应该包含减少静坐少动的计划。

此外，运动类型的多样化可能会降低肌肉骨骼劳损的发生。运动过程应包括热身、整理活动、拉伸活动以及循序渐进地增加运动量和强度。

第二节 运动处方的制定

制定运动处方时，首先应按照一定的程序对个体进行较系统的身体检查，并对其健康状况和身体机能状况进行评定。制定健身运动处方尤其要对个体的心血管机能进行评定，以发现其是否有潜在的心血管疾病，确定是否可以进行运动锻炼，以及运动锻炼时安全的心率界限是多少。然后进行体质测试，以评定个体的身体素质和体力等级，确定其进行运动时的负荷范围。通过以上程序，获得为制定运动处方所必需的全面资料和信息，为运动处方的科学性提供依据。

一、运动处方制定的基本原则

（一）FITT-VP 原则

制定运动处方时，需明确提出运动频率（frequency）、运动强度（intensity）、持续时间或总时间（time）、运动模式或类型（type）、运动总量（volume）及进度（progression）。

对于有临床症状和有特殊健康状况的人，制定运动处方时，应对这些基本原则进行相应的调整。

（二）全面整体原则

对于大多数成年人来说，一份完整的运动处方必须包括：有氧运动、抗阻运动、柔韧性练习。

二、制定运动处方的基本步骤

（一）一般情况

①了解运动目的及对运动的期望；②既往病史，询问是否有心脏病、高血压病、肾炎、风湿病等，是否有昏厥史和过敏反应病史等；③家族病史，询问直系亲属中是否有心脏病、高血压、脑卒中，糖尿病等患者；④生活史，询问年龄、职业、工作劳动条件、生活方式、营养条件、有无饮酒、吸烟、偏食等不良习惯；⑤运动史，询问目前的运动情况，是否经常参加运动，包括运动爱好、运动项目、运动量、运动频度以及有无运动损伤等；⑥社会环境条件，如生活环境、经济、营养等条件，周围能够利用的运动设施，有无指导等。

（二）临床检查

包括医学检查、人体测量和体脂百分比测定。检查目的是：①对目前的健康状况进行评价；②判断能否进行运动；③是否有潜在性疾病或危险因素，以预防意外发生。

（三）运动负荷试验和体适能测试

其目的在于评定受试者的心血管机能，发现潜在的心血管疾病，评定体力水平，为制定运动处方提供定量依据。

表 7-3 较详细地列出了医学评价、运动负荷试验和体适能测试的项目。

表 7-3 运动处方调查表

姓名：		性别：		年龄：		职业：	
联系地址：						处方号：	

临床检查

现有病诊断：　　　　　　　　就诊日期：　　　·　　　　　　　　年　月　日

1. 心电图检查：＿＿＿＿＿＿；静息时心率：＿＿＿＿＿次/min；血压：＿＿＿＿＿

2. X 线检查：肺脏＿＿＿＿＿；CT 或 B 超：＿＿＿＿＿

3. 化验检查：

　血常规：＿＿＿＿＿＿＿＿＿＿

　尿常规：＿＿＿＿＿＿＿＿＿＿

　血脂：＿＿＿＿＿＿＿＿＿＿

　空腹血糖：＿＿＿＿＿＿＿＿

4. 运动试验：＿＿＿＿＿；最大负荷时心率：＿＿＿＿＿次/min

5. 12 min 跑测试：跑距＿＿＿＿米，跑速 100 m/＿＿＿＿s

　2 400 m 跑体质测试＿＿＿＿min，体力等级＿＿＿＿

6. 体质强壮指数：强壮、优良、中等、体弱

　体型：一般，消瘦、肥胖

　身高体重指数（BMI）：＿＿＿＿

　％体脂：＿＿＿＿

7. 运动爱好：＿＿＿＿＿＿＿＿＿＿＿＿＿＿＿＿

（四）运动处方

根据以上检查结果，结合个人的健康状况、体力水平及运动能力的限度等具体情况制定运动处方。运动处方中应确定一次运动训练的内容及一周的运动频率，并指出注意事项。见表 7-4。

表 7-4　运动处方卡

姓名：＿＿＿＿＿＿＿　　性别：＿＿＿＿＿＿＿　　年龄：＿＿＿＿＿＿＿

体力水平：

1. 运动目的：＿＿＿＿＿＿＿＿＿＿＿＿＿＿＿＿＿＿＿＿＿＿＿＿＿＿＿＿

2. 一次运动训练的内容

　　☆热身（5～10 min）

　　　有氧运动采用项目＿＿＿＿＿＿＿＿＿＿；心率＿＿＿＿＿＿次/min

　　　肌肉耐力运动动作＿＿＿＿＿＿＿＿＿＿＿＿＿＿＿＿＿＿＿

　　　组数＿＿＿＿＿＿，每组＿＿＿＿＿＿次

　　☆正式训练

　　　有氧＿＿＿＿＿＿＿＿＿＿，时间＿＿＿＿＿＿min

　　　负荷强度：心率＿＿＿＿＿＿次/min；靶心率：＿＿＿＿＿＿＿＿次/min

　　　主观运动强度等级（RPE）＿＿＿＿＿＿＿＿＿＿ min

　　　力量练习＿＿＿＿＿＿＿＿＿＿＿＿＿＿＿＿，时间＿＿＿＿＿＿min

　　　强度＿＿＿＿＿＿＿＿＿＿＿

　　　组　数＿＿＿＿＿＿，每组＿＿＿＿＿＿次

　　☆整理活动（5～10 min）

　　　有氧运动采用项目＿＿＿＿＿＿＿＿＿＿＿＿＿＿；心率＿＿＿＿＿＿次/min

　　　肌肉耐力运动动作＿＿＿＿＿＿＿＿＿＿＿＿＿＿＿＿＿

　　　组数＿＿＿＿＿＿，每组＿＿＿＿＿＿次

　　　心率恢复时间＿＿＿＿＿＿＿＿＿＿min

　　☆拉伸

　　　练习方式＿＿＿＿＿＿＿＿＿＿＿

　　　运动量：每次拉伸时间＿＿＿＿＿＿s，重复次数＿＿＿＿＿＿

3. 运动频率：有氧：每天锻炼次数＿＿＿＿＿＿，每次持续时间＿＿＿＿＿＿min；每周＿＿＿＿＿＿d

　　力量：＿＿＿＿＿＿次/周

4. 注意事项：

一次运动训练的内容包括以下几个部分：

（1）热身——由 5～10 min 小到中等强度的有氧和肌肉耐力运动组成。

（2）拉伸——在热身活动之后进行。热身和整理活动不能代替拉伸活动。

（3）正式训练——包括有氧、抗阻、柔韧性练习。这些运动的具体内容将在下面详细介绍。

（4）整理活动——包括至少 5～10 min 小到中等强度的有氧和肌肉耐力运动。

（五）反馈和调整

运动处方在执行 3～6 个月后，应定期进行反馈和调整。可要求锻炼者记录锻炼日记，每隔 1～2 周咨询一次。至少一年全面复查一次，评价运动效果。评价内容同表 7-3。

三、普通成年人健身常用运动处方

（一）有氧（心肺耐力）运动处方

1. 运动频率　推荐大多数成年人每周进行 3～5 d 有氧运动，频率随运动强度而变。如每周至少 5 d 中等强度的有氧运动，或每周至少 3 d 较大强度的有氧运动，或每周 3～5 d 中等和较大强度相结合的运动。如果运动计划包含多种模式的运动，使身体的不同部位受力（如跑步和划船）或者动用不同的肌群（如游泳和跑步），则可以推荐每天进行这类较大强度的活动。

2. 运动强度　对大多数成年人来说，推荐中等强度到较大强度。建议健康状况不佳的人进行小强度到中等强度的有氧运动。运动强度的评估方法见相关章节。

3. 持续时间　每天应累计进行至少 30～60 min（每周不少于 150 min）的中等强度运动，或每天至少 20～60 min（每周不少于 75 min）的较大强度运动，或中等和较大强度相结合的运动。如果是控制体重，防止反弹，则需要更长的时间（每天至少 60～90 min）。完成这一推荐量可以是连续的，也可以是一天中以每次至少 10 min 的多次活动累计完成。

4. 运动量（总量）　推荐大多数成年人合理运动量是每周至少 150 min 中等强度的运动；或每天步行至少 6 000 步。

5. 运动方式　建议所有成年人都进行有节律的、大肌肉群参与的、所需技巧较低的、至少是中等强度的有氧运动。

（1）对大多数成年人，推荐步行、休闲自行车、水中有氧运动、慢舞等中低强度耐力活动。

（2）对有规律锻炼的成年人和/或至少中等体适能水平者，推荐慢跑、跑步、划船、有氧健身操、动感单车、椭圆机锻炼、爬台阶、快舞等较大强度耐力运动。

（3）有一定技能者和/或至少中等体适能水平者，推荐网羽运动、篮球、英式足球、高山速降滑雪、徒步旅行、游泳、越野滑雪、滑冰等运动。

6. 进度　对大多数成年人来说，在计划开始的 4～6 周中，每 1～2 周将每次训练课的时间延长 5～10 min。当个体进行规律锻炼 1 个月之后，逐渐增加运动的频率、强度和时间，直到达到推荐的数量和质量。

（二）肌肉力量（肌肉适能）运动处方

1. 抗阻运动频率　每周对每一个大肌群（即胸部、肩部、上背部、下背部、腹部、臀部和下肢）训练 2～3 d，并且同一肌群的练习时间应至少间隔 48 小时。根据运动日程安排，可以在一次训练课中练习所有大肌群，也可以在每次训练课时，仅对部分肌群进行练习。例如，在周一和周四锻炼下半身肌群，周二和周五锻炼上半身肌群，保证每周对每个肌群训练 2～3 d。

2. 抗阻运动方式　很多抗阻练习器材都可有效地提高肌肉适能，包括自由负重、外加负重或空气阻力式的器材，以及弹力带、拉力绳。推荐所有成年人都要进行多关节练习，即能调动多个肌群参与的运动，如卧推、深蹲、推举、下拉、臂屈伸、仰卧起坐、蹬腿等。还应包括单关节练习。如肱二头肌弯举、肱三头肌伸展、股四头肌伸展、小腿背弯举、提踵等。为了避免肌力失衡，应同时发展主动肌和拮抗肌。如采用腰部后弯类练习和仰卧起坐分别锻炼腰部和腹部肌肉；用蹬腿和小腿背弯举来锻炼股四头肌和腘绳肌。

3. 抗阻运动量（组数和重复次数）　抗阻练习时，每一个肌群都应练习 2～4 组。运动者可以用同一个动作来完成，也可以用动员同一肌群的不同动作共同完成。例如，在锻炼胸肌时，可以进行 4 组卧推，也可以进行 2 组卧推加上 2 组臂屈伸。

每组动作的重复次数和抗阻的强度呈负相关。也就是说，抗阻练习的阻力越大，重复次数越少。如果抗阻练习的目的是提高肌肉的力量和体积，那么，强度以 1RM 的 60%～80%，8～12 次/组，2～4 组，组间休息 2～3 min。如果抗阻练习的主要目的是提高肌肉耐力而不是力量和体积，则强度以不超过 50% 1RM，15～25 次/组，1～2 组，组间休息较短。

> RM是英文"repetition maximum"的缩写，指在一定负荷下，能重复完成动作的最大次数。1 RM代表完成某一负荷/重量时，只能恰好完成1次，这个负荷就是1 RM。10 RM代表完成某一个负荷/重量时只能重复做到10次，第11下就无法完成，这个负荷/重量就是10 RM。一般来说，1 RM就是某人的最大肌力了，6 RM是最大肌力的85%，10 RM是最大肌力的75%。

对于老年和体适能极低的人来说，开始阶段的推荐运动量是10～15次/组，强度以1 RM的60%～70%。经过一段时间的抗阻练习，肌肉适能增强以后，可以选择按照年轻人的推荐计划进行锻炼。

4. 提高或保持 每周复查10 RM一次，一般增加到12 RM时就要增加抗阻重量。如果运动目的是维持肌肉适能，则不需要额外增加练习的阻力、组数、或每周练习次数。只要以原有的练习强度或阻力，每周只练习1 d即可。

5. 力量训练的注意事项 所有练习均应从大肌群开始，然后再练习小肌群，避免两个相继的练习中均使用和训练同一组肌群。任何抗阻练习都应以正确的姿势和技术来进行，包括缓慢且有控制的重复动作，在全关节活动范围内活动肢体。并且采用适当的呼吸方法（即向心阶段呼气、离心阶段吸气），并且避免练习过程中深吸气后屏气，再用力做呼气动作，以防对心血管造成额外负荷。有高血压、冠心病或其他心血管疾病者应禁忌过分用力的等长练习，运动时注意避免憋气动作，即使在肌力测试时也应注意。

（三）柔韧性（拉伸）运动处方

1. 练习方式 以静力性拉伸练习为主。还可通过瑜伽、太极拳等运动来提高柔韧性。在有助手帮助的情况下，可以选用加助力的练习和本体感觉神经肌肉促进练习（PNF）。PNF指在进行等长收缩之后，再对同一肌肉/肌腱群进行静力性拉伸，即收缩—放松。练习过程中，应针对主要的肌肉肌腱单元，包括肩带、胸部、颈部、躯干、腰部、臀部、大腿前后和脚踝。

2. 运动负荷 以锻炼者的自我感觉为主。如果没有牵拉的感觉，达不到锻炼效果。但不能使负荷强度大到引起疼痛的程度。练习者感到局部受到牵拉时的负荷，即为适合的负荷强度。

3. 持续时间 当练习者感到肌肉轻微紧张后，保持这一姿势10～30 s即可达到提高柔韧性的目的。老年人将拉伸时间延长到30～60 s可以获得更大的柔韧性。如果想使柔韧性达到很高的水平，一次训练课的时间可能长达1～3小时。

4. 重复次数及间隔时间 每个柔韧性练习都应重复2～4次，每次拉伸后，待牵拉感觉缓解后，即开始下一次练习，累计达到60 s。

5. 运动频率 最好每天一次，至少要隔天一次。

四、糖尿病患者的运动处方

推荐给普通成年人的运动处方也适用于糖尿病患者。运动种类包括有氧运动、抗阻运动和柔韧性练习。应该鼓励没有禁忌证、视网膜病和近期激光治疗的糖尿病患者和糖尿病前期人群进行抗阻训练。抗阻训练方案见本节肌肉力量（肌肉适能）运动处方。有氧运动和抗阻力量训练二者相结合对于控制血糖的效果优于单一运动方式。对于具有禁忌证的糖尿病患者，需要对运动处方进行相应调整。

推荐给糖尿病患者的有氧（耐力性）运动处方如下。

1. 运动强度 中低强度，相当于主观运动强度等级（RPE）的 11～13 等级，即运动中感觉轻松到稍费力。对于参加规律性运动的患者来说，可以考虑加大运动强度，RPE 15～17 等级，即运动中感觉费力，很费力。但应避免 RPE17 等级以上的强度，即运动中感觉非常费力。

2. 运动频率 每周 3～7 d。

3. 持续时间 每周至少累计 150 min 中等或较大强度的运动。一次运动时间 10 min 以上。每周累计 300 min 或更多的中等到较大强度的运动会获得更多益处。

4. 运动方式 强调动用大肌群参与、有节奏、持续性运动，如慢跑、快步走、游泳、健身舞蹈等。

5. 注意事项

（1）糖尿病患者在运动过程中遇到的最严重的问题是低血糖。运动前和运动后均应监测血糖值，尤其是刚开始和修订运动计划时。运动前应根据血糖水平和运动强度调整碳水化合物的摄入量或药物剂量。结伴运动或在医务监督下进行运动，可以减少低血糖相关问题的危险。

（2）糖尿病伴有视网膜病变或近期接受过激光手术的患者，应该避免较大强度有氧运动和抗阻训练。

（3）注意监测运动前后的血压。

（4）伴有外周神经病变的糖尿病患者应采取正确的足部防护措施，预防足部溃疡。

（5）伴有肾脏病变的患者，为了慎重起见，应推荐可耐受的中等强度的运动项目。

（6）最好每天坚持运动，避免连续两天的不活动状态。

五、高血压病患者的运动处方

高血压病患者进行运动时，应以有氧运动为主。有氧运动可以使高血压患者安静血压降低 5~7 mmHg。柔韧性练习应该在全面热身后和放松阶段进行。高血压病患者推荐的运动处方如下：

1. 一次运动训练运动步骤 热身—正式训练—整理活动—拉伸。

2. 运动方式 以有氧运动为主，如步行、慢跑、游泳、健身操、骑自行车、太极拳、瑜伽等。抗阻力量练习可以使用器械或者自由负重。抗阻训练由 8~10 种涉及全身主要肌肉群的动作组成。

3. 运动强度 有氧运动采用中等强度，相当于主观运动强度等级的 11~13 等级，即运动中感觉轻松到稍费力。抗阻力量练习强度为 60%~80%IRM。

4. 运动频率 几乎每天都应该进行有氧运动，每周进行 2~3 d 抗阻力量练习。

5. 持续时间 每天运动 30~60 min。可以持续完成，也可以累计。如果是累计完成，一次运动时间至少 10 min 以上。抗阻力量练习至少 1 组，每组重复 8~12 次。

6. 注意事项

（1）安静时收缩压≥180 mmHg 和或舒张压≥110 mmHg 时，必须经过医学评估，并配合降压药，才能在治疗计划中加入运动训练。安静时收缩压＞200 mmHg 和/或舒张压＞110 mmHg 为运动禁忌。

（2）明确诊断有心血管疾病的患者，如缺血性心脏病、心力衰竭或中风，进行较大强度运动时，最好有医务监督。

（3）患者使用 β-受体阻滞剂和利尿剂时，在运动过程中，可能对运动引起的体温增高耐受程度低。另外，可能出现低血糖，应采取预防措施。

（4）运动可以引起血压下降，而降压药，如 β 受体阻滞剂，钙通道阻滞剂及扩张血管的药物，也会引起运动后血压突然降低。所以，高血压病患者应延长整理活动的时间，并密切监控恢复过程。

（5）进行抗阻运动时，要避免深吸气后憋气，再用力做呼气动作。

六、颈椎病运动处方（含医疗体操）

推荐给普通成年人的运动处方也适用于颈椎病患者。运动种类包括有氧运动、抗阻运动和柔韧性练习。此外，颈椎病患者可以增加一些有针对性的医疗体操。

1. 颈部练习 颈部练习包括颈部上下、左右及水平位转动 6 个动作。呈坐姿，头、颈、脊柱保持在一条直线上。眼睛平视前方。

（1）上下练习（图 7-1）：眼睛顺着天花板向上向后看，直到后脑勺靠近后背，保持 6~8 s，然后回到起始位置。随后眼睛向下看，直到下巴抵住胸骨，保持 6~8 s，回到起始位置。上下各重复 2~4 遍。

（2）左右练习（图 7-2）：眼睛平视前方，保持脊柱，特别是颈椎伸展的情况下，头向右侧倾下来，耳朵靠近肩膀，保持 6~8 s，回到起始位置；换左侧

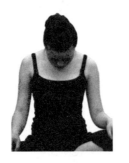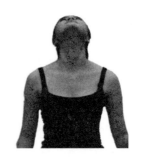

图 7-1　上下练习

重复。左右各重复 2～4 遍。

（3）水平转动：眼睛平视，头向右、向后转，直到最远处，保持 6～8 s；换左侧重复。左右重复 2～4 遍。水平转动（图 7-3）：眼睛平视向右、向后转，直到最远处，保持 6～8 s，回到起始位置；换左侧重复。左右重复 2～4 遍。

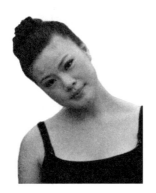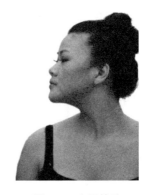

图 7-2　左右练习　　　　　　图 7-3　水平转动

注意事项：刚开始练习时，有些人可能会觉得颈部有些紧张、僵硬，甚至听到脖子发出响声，这是颈部肌肉、筋膜等软组织僵硬的表现。随着规律练习，这些不适会逐渐消失。颈部肌肉的拉伸有助于肌纤维、血管和筋膜的伸展，改善局部血液循环，促进炎症的消除。

2. 颈肩伸展练习（图 7-4）　呈坐姿，两腿并拢伸直。屈左膝，使左脚跟尽量靠近身体，左小腿和地面垂直。

躯干向前俯，使左腿在躯干左侧，用左手臂由内向外环绕左侧大腿和小腿。

右手臂向后，使双手相互交握。挺直脊背，尽量将脊柱延长，保持 6～8 s。然后，向前俯身，保持 6～8 s 后回到起始位置。换另一侧重复练习。如果双手不能交握，可以使用辅具，如毛巾、短木棒等。每天练习 2～3 次。

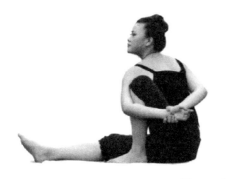
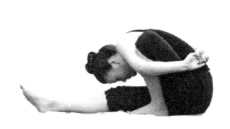

图 7-4　颈肩伸展练习

3. 拱背伸展练习（图 7-5）　　呈跪撑姿势，双膝与骨盆同宽，双手与肩同宽，手和膝盖之间的距离为躯干的长度。

深缓地吸气，胸部展开，头部及下颚抬起，伸展颈部向上，延展脊柱。深缓地呼气，尾骨内收，拱起背部，下颚向胸部靠近。重复 5～10 次。

这个练习增加脊柱柔韧性，并放松颈部和肩膀，消除肩颈部紧张。

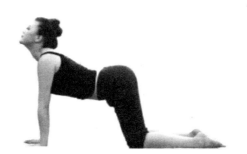

图 7-5　拱背伸展练习

4. 站姿侧弯　　两脚分开，约两个肩膀的宽度。右脚外展 90°，左脚内收呈 30°～60°。

双手从体侧打开平举至肩高。掌心朝下。

呼气同时将右手尽量向右侧远方伸展，从髋部开始躯干下弯，右手置于右脚外侧，左手垂直地向上伸展。眼睛看向手指方向，保持 6～8 s。保持自然呼吸。

吸气同时身体回到直立，手落下。换左侧重复。

每天 6 遍，每侧 3 次。

注意事项：躯干下弯时，眼睛不要看地面，尤其是血压高者。这个练习有助于增加颈部肌肉力量，增加颈椎的抵抗力。刚开始练习时，可以缩短保持时间至 2 s。

第三节　运动风险评估与管理

一、运动的风险

活跃的生活方式会比静坐少动的生活方式带来更大的运动风险。实践证明，50%～70%的运动是有危险的。健身者在进行运动锻炼时，甚至在制定运动处方时，会有一定的风险，包括运动性疾病、运动创伤和诱发心血管疾病，甚至可能导致猝死。

（一）运动性疾病

比较常见的运动性疾病有过度训练、过度紧张、心律失常、运动性心肌梗死、运动性高血压、运动性尿异常（血尿、蛋白尿）、运动性贫血、运动性腹痛、运动性头昏、运动性晕厥，运动性月经失调等。

（二）运动创伤

运动创伤种类繁多，如肌肉韧带的挫伤及断裂、挫伤、骨折、脱臼、脑震荡、内脏破裂、冻伤、溺水等。运动创伤以肌肉、筋膜、肌腱腱鞘、韧带和关节囊损伤最多，其次是肩袖损伤，半月板撕裂和髌骨软骨病。不同运动项目有其易发生的创伤部位。

（三）成年人运动相关心血管事件

与安静状态相比，进行较大强度运动时，发生心血管事件的风险会增加。但健康人发生心血管事件的绝对风险是很低的。心血管系统正常的健康个体进行运动不会引起心血管事件的发生，健康个体进行中等强度体力活动引起心脏骤停或心肌梗死的风险很低。然而，对于具有已诊断或隐匿性心血管疾病的个体，在运动中发生心血管意外的风险最高，其在进行较大强度体力活动时，心脏猝死和/或心肌梗死发生的风险短时间内急剧上升。

30～40岁以下年轻个体发生心源性猝死的风险极低，因为该人群心血管疾病的流行率很低。而年轻个体发生运动相关猝死的常见原因是先天性心血管畸形，包括肥厚性心肌病、冠状动脉异常和主动脉狭窄。研究还表明，猝死多发生于马拉松跑、摔跤、举重和足球运动员。特别是未受过训练的中年人，如果参加较大强度的运动，如网球运动很有可能发生猝死。此外，静坐少动个体在参加平时不常进行的运动或强度较大的运动时，心源性猝死和急性心肌梗死的发生率异常增加。

运动中发生猝死的机理可能是：①运动时，血压升高。运动停止，尤其是突然停止后，血压又降到异常低的水平。有些冠心病患者往往因为在运动后血压过低而猝死；②瓦尔萨耳瓦（Valsalva）效应，即深吸气后憋气，再用力做呼气动作，导致胸腔内压力增加，使左心室充盈不足，大大降低了心搏效率。例如摔跤和举重运动员常在憋气用力时昏倒就是这个道理。

中年或老年人心脏猝死或急性心肌梗死的风险高于年轻个体。有证据显示，心脏收缩频率和冠状动脉搏动幅度的增加可导致冠状动脉扭曲。这可能会引起粥样硬化斑块破裂、血小板凝集或急性血栓形成。这一过程已被多个运动猝死实例所证实。

在运动测试中，发生心血管事件的风险依然存在，这种风险随人群心血管疾病的发病率而不同。正常人群中，次极量运动测试的风险是较低的。越来越多的研究证明，运动测试对无症状个体心血管事件的预测能力较弱，这是因为虽然通过测试能发现冠状动脉供血不足，但猝死和急性心肌梗死却常常迅速地发生在之前没有阻塞性损害的地方。

一般来说，具有正常心血管系统的健身者进行运动不会引起心血管事件的发生。健身者进行中等强度活动引起心脏骤停或心肌梗死的风险是很低的。但较大强度的活动可能增加心脏猝死或心肌梗死发生的风险，无论是否有心血管疾病。因此，为了避免在运动中引起损伤甚至是死亡，在计划运动锻炼前应该进行针对性的医学检查和运动负荷试验。

二、运动前的健康筛查

（一）运动前健康筛查的目的

（1）确定个体的医学禁忌证，排除有禁忌证人群，待这些情况减少或得到控制后才可以开始运动计划。

（2）甄别患有临床疾病的个体；确定个体开始运动计划前是否需要以及在多大程度上需要专业人士的管理和监督。

（3）确定个体在开始运动计划前或准备增加运动频率和强度时，需要完成哪些医学评价，是否需要进行运动测试。

（二）运动前的健康筛查

运动前的健康筛查，重点是筛查那些确诊了疾病的人，因为他们发生运动相关心血管事件的风险最高。健康筛查包括以下过程。

1. 自我筛查　准备参加运动的所有个体都应该采用自我筛查方法进行运动前健康筛查。可以通过填写《运动前健康筛查问卷》进行。见表7-5。运动前自我筛查的结果，决定了个体在开始执行运动计划前，是否需要以及在多大程度上需要专业人士的管理和监督。

表7-5 运动前健康筛查问卷

健康状况		处理方法
病史	一次心脏病发作 心脏手术 心脏导管插入术 经皮冠状动脉成形术 起搏器/植入式心脏除颤/复律器 心瓣膜疾病 心力衰竭 心脏移植 先天性心脏病	如果你有病史的任一种，请在运动前咨询你的医生。最好在医务人员的监护下进行锻炼
症状	用力时胸部曾有过不适 曾有过不明原因的呼吸困难 有过头晕眼花、晕倒或眩晕 曾有脚踝肿胀 有过因为快而强的心跳而导致感觉不适 正在服用治疗心脏病的药物 其他健康问题：糖尿病；哮喘或其他肺部疾病；短距离行走时，小腿有发热或抽筋的感觉	如果你有两个或两个以上的症状，需要咨询你的医生，逐步增加你的运动计划
心血管危险因素	男性≥45岁 女性≥55岁 吸烟或戒烟不足6个月或吸二手烟 血压≥140 mmHg/90 mmHg 不知道自己的血压 正在服用降压药 血浆总胆固醇≥200 mg/dL 不知道自己的血浆胆固醇水平 近亲中有心脏病或做过心脏手术，其中父亲或兄弟≤55岁，母亲或姐妹≤65岁 很少进行体力活动 体重指数≥30 kg/m² 糖尿病前期 不知道是否处于糖尿病前期	如果你有多个心血管危险因素，开始一个较大强度运动计划前须咨询医生
以上内容均没有		可以安全地开始你的运动计划

2. 动脉粥样硬化性心血管疾病（CVD）危险因素评估和分级

（1）CVD危险因素评估：通过对《运动前健康筛查问卷》进行评价，确定个体是否有CVD危险因素。CVD危险因素评估对于确定健康水平、是否需要进行运动测试，以及运动测试时医务监督水平起着重要作用（表 7-6）。在制定运动处方时，需特别注意评估各种心血管、肺部、肾脏疾病和代谢性疾病等危险因素，或其他状况，如怀孕、外伤等。

对于不能确定的 CVD 危险因素，应将其记为危险因素（糖尿病前期除外）。如果糖尿病前期的诊断标准缺失或不知道，那么对满足以下条件的人应将糖尿病前期记为危险因素：①年龄≥45 岁，体重指数（BMI）≥25 kg/m²；②年龄＜45 岁，BMI≥25 kg/m²，并且有其他糖尿病前期人群 CVD 危险因素（如有糖尿病家族史）。计入正性危险因素的数量。

因为高密度脂蛋白（HDL）有心脏保护作用，因此认为 HDL 是 CVD 的负性危险因素。如果 HDL≥60 mg/dL（1.55 mmol/L），可以从正性危险因素总数中减去 1。

表 7-6　动脉粥样硬化性心血管疾病（CVD）的危险因素和判断标准

危险因素		判断标准
年龄		男性≥45 岁，女性≥55 岁
正性危险因素	家族史	心肌梗死、冠状血管重建、父亲或其他男性近亲属 55 岁前猝死；母亲或其他女性近亲属 65 岁前猝死
	吸烟	吸烟或戒烟不足 6 个月或吸二手烟
	静坐少动的生活方式	至少 3 个月没有参加每周至少 3 d，每天不少于 30 min 的中等强度体力活动（40%～60%VO₂R）
	肥胖	体重指数≥30 kg/m²，或男性腰围＞102 cm，女性腰围＞88 cm
	高血压	收缩压≥140 mmHg 和/或舒张压≥90 mmHg，至少进行两次测量确定，或正在服用降压药
	血脂异常	低密度脂蛋白（LDL）≥130 mg/dL（3.37 mmol/L），或高密度脂蛋白（HDL）＜40 mg/dL（1.04 mmol/L），或正在服用降脂药，血清总胆固醇≥200 mg/dL（5.18 mmol/L）
	糖尿病前期	空腹血糖受损（IFG），即空腹血糖≥100 mg/dL（5.55 mmol/L），并且≤125 mg/dL（6.94 mmol/L）；或葡萄糖耐量受损（IGT），即口服葡萄糖耐量试验（OGTT）2 h 血糖≥140 mg/dL（7.77 mmol/L），并且≤199 mg/dL（11.04 mmol/L），至少进行两次测量确定
负性危险因素	高密度脂蛋白（HDL）	≥60 mg/dL（1.55 mmol/L）

建议有多个 CVD 危险因素的个体，开始较大强度运动计划前咨询医生，并在今后的训练中需要逐渐增加运动强度。

（2）心血管疾病患者的危险分层。对锻炼者进行危险分层的主要目的是：①甄别锻炼者是否有参加运动负荷试验或健身活动的禁忌证；②甄别在运动负荷试验或健身活动中由于年龄、症状及其他可能增加疾病危险性的因素；③甄别患有临床疾病、应在医务监督下进行健身锻炼的个体；④发现有特殊需要的个体。

危险分层的主要依据是心血管疾病的危险因素，心血管、肺部和代谢性疾病的主要症状、体征，以及已经明确诊断的心血管、肺部和代谢性疾病。危险分层流程见图 7-13。

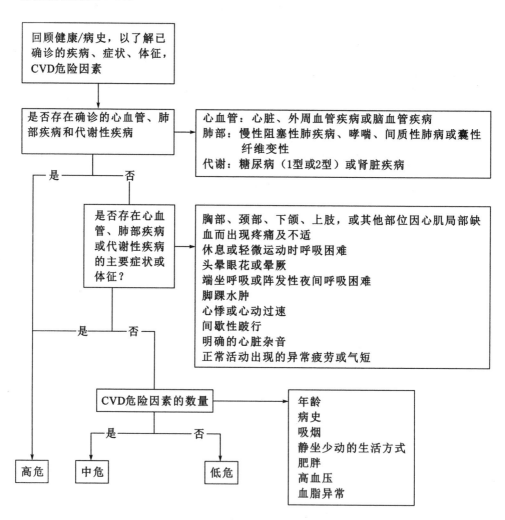

图 7-13　危险分层的流程图

3. 医学评价 主要包括体格检查和运动负荷测试两部分。运动前健康筛查的过程中是否需要医疗评价，取决于危险评估的分层和体力活动计划中的运动强度。对于低危人群，如男性，45 岁以下，无明显症状，或者女性，55 岁以下，有两种以下的冠心病危险因素，在开始较高强度的运动项目之前不需要进行医学检查。中危人群进行低强度到中等强度的运动（如步行）时，通常不推荐进行包含运动测试的运动前评价。高危人群进行中等强度运动之前，推荐将医学检查和运动测试作为运动前评价的一部分，并且应该在医务监督下进行次大强度的运动负荷试验，这样就有效地规避了高危人群在健身活动中的风险。

（1）开始体力活动前医学检查的推荐：推荐有两个或更多心血管疾病危险因素的中危人群在进行较大强度运动前需要进行医学评估，但进行低强度到中等强度的运动，如步行，可以不用咨询医生。有症状或诊断为某些疾病的高危人群，应在运动前进行医学检查。

（2）开始体力活动前的运动测试推荐：除了高危人群以外，一般不推荐在参加体力活动前进行运动测试。对于中低危人群来说，如果运动测试的目的是为了制定有效的运动处方，则推荐中低危人群进行运动测试。

（3）运动测试的医务监督推荐：通常那些没有运动习惯的中危到高危人群进行最大强度运动测试时，医务监督可作为运动前健康筛查的一部分，因为两个因素都可能增加心血管事件的风险。此外，测试时如果没有内科医生或专业人士监督，一旦发生并发症，工作人员则负有一定的法律责任。

至于内科医生是否必须在场，主要看当地的政策和情况、患者的健康状况以及实验室人员的训练水平和经验等。如果专业人士接受过运动医学的专业训练，并且需要时内科医生可以马上赶到，那么，高危人群的运动测试可以在内科医生以外的健康管理专业人士的监督下进行。如果专业人士接受过运动医学的专业训练，中危人群的运动测试也可以在健康管理专业人士的监督下进行。

进行运动测试时，测试人员应掌握基本的心肺复苏术，无论有没有内科医生的监督，所有运动测试都应准备应急方案。

表 7-7 列出了何时进行适当的医学检查和运动测试，以及在运动测试时何时需要医务监督的推荐。

表 7-7 基于危险分层的医学检查、运动测试和医务监督的建议

类别		低危（无症状，< 2 危险因素）	中危（无症状，≥ 2 危险因素）	高危（有症状或已确诊的心血管、肺脏、肾脏疾病和代谢疾病）
运动前医学检查	中等强度	不必要	不必要	建议检查
	较大强度	不必要	建议检查	建议检查

续表

类别		低危（无症状，< 2危险因素）	中危（无症状，≥ 2危险因素）	高危（有症状或有已确诊的心血管、肺脏、肾脏疾病和代谢疾病）
运动前的运动测试	中等强度	不必要	不必要	建议检查
	较大强度	不必要	不必要	建议检查
运动测试中医务监督	次大强度	不必要	不必要	建议检查
	最大强度	不必要	不必要	建议检查

第八章

心理与健康

2016 年 9 月 16 日，中国内地影视男演员、流行乐歌手乔任梁因抑郁症于家中用塑料袋套头致窒息死亡，年仅 30 岁，引起网友一片惋惜。2003 年 4 月 1 日亚洲演艺界顶级巨星张国荣在香港逝世，死亡真相证实为抑郁症发病，终年 46 岁。1991 年 1 月 4 日，著名作家三毛在医院自缢而亡，杀手正是抑郁症。作为演员、歌手、作家这类较为特殊的职业，他们往往面临更多的社会舆论和压力，出现焦虑、抑郁症状的风险高于普通人群。

随着社会的飞速发展，当今的人们不再有温饱之忧，精神食粮却开始出现匮乏。心理疾病包括抑郁症、焦虑、失眠、强迫症等，发病率居高不下，而且已经从高危职业逐渐扩大到一般人群，甚至包括青少年学生群体。心理健康状况已经成为世界卫生组织（WHO）评估健康标准的一部分，如何维护和促进我们的心理健康将成为我们保持健康的新关注点！

第一节 概 述

在现实生活中，有些人可以很好地胜任自己的工作，有良好的社会交际能力，对待家人、朋友、社会等具有责任感，面对挫折可以勇往直前，越挫越勇，面对成功不骄不躁。而另外一部分人，他们则表现出较差的生活交际能力，面对挫折缩手缩脚，极度缺乏自信，甚至出现焦虑、失眠等影响生活质量的症状。为什么人们会表现出如此迥异的心理状态和处事方式呢？众所周知，健康已不仅仅是身体机能的正常运转、具有良好的生理功能，健康还包括了心理的正常状态，心理状态正常也就意味着健康的心理。那么怎样才能更好地维护人们的心理健康，提高生活质量呢？什么是心理？什么是健康？什么是心理健康？本章将进一步介绍心理、健康及心理与健康之间的关联性。

一、健康的概念

在人类历史的发展过程中，人类对于健康的认识和理解随着社会和医学科技的发展不断地深化。医学模式已由传统的生物医学模式向生物－心理－社会医学模式转变。传统的健康观是"无病即健康"，现代人的健康观是整体健康。1977 年 WHO 提出"健康不仅是没有疾病和虚弱，而是身体、心理和社会适应的完好状态"。由此可以概括出健康概念的三个维度：身体、心理、社会功能（包括道德品质），这是人们普遍接受的。

WHO 提出了健康的公式为：健康＝15％遗传因素＋10％社会因素＋8％医疗条件＋7％气候条件＋60％自我保健健康。由此可见自我保健健康对于健康的重要性不言而喻，WHO 提出的健康标准如表 8-1 所示。

表 8-1　WHO 的健康标准

标准	具体描述
食得快	进食时有很好的胃口，能快速吃完一餐饭而不挑剔食物，这证明内脏功能正常
便得快	一旦有便意时，能很快排泄大小便，且感觉轻松自如，在精神上有一种良好的感觉，说明胃肠功能良好
睡得快	上床能很快熟睡，且睡得深，醒后精神饱满，头脑清醒
说得快	语言表达正确，说话流利。表示头脑清楚，思维敏捷，中气充足，心、肺功能正常
走得快	行动自如、转变敏捷。证明精力充沛旺盛
良好的个性	性格温和，意志坚强，感情丰富，具有坦荡胸怀与达观心境
良好的处世能力	看问题客观现实，具有自我控制能力，适应复杂的社会环境，对事物的变迁能始终保持良好的情绪，能保持对社会外环境与机体内环境的平衡
良好的人际关系	待人接物能大度和善，不过分计较，能助人为乐，与人为善
适量运动	运动能改变血液中化学成分，有利于防止动脉血管硬化。保护血液、维护心血管系统的健康。要经常参加以耐力性为主的运动项目，如跑步、球类、登山等

二、人的心理

人的心理具有生物和社会的双重属性。心理是以脑的神经反射活动形式存在的，这种神经活动是一个生理和生物化学的变化过程，神经系统和脑是心理产生的器官。心理学传统上将人的心理现象分为心理过程和人格。心理现象指个体心理活动的表现形式，也是每个人在生活中都能切身体会到的一种最熟悉的现象。心理过程指在客观事物的作用下，心理活动在一定时间内发生、发展的过程。通常包括认知过程、情绪情感过程和意志过程三个方面。认知过程指人以感知、记忆、思维等形式反映客观事物的性质和联系的过程；情绪情感过程指人对客观事物的某种态度的体验；意志过程指人有意识地克服各种困难以达到一定目标的过程。三者有各自发生发展的过程，但并非完全独立，而是统一心理过程中的不同方面。人格则涉及人与人之间由于先天遗传素质和后天生活环境不同而形成的心理特点。

三、心理与健康的关系

古人留下的很多谚语，例如"笑一笑十年少，愁一愁白了头"主要讲的是乐观的心态与长寿的秘诀；"心病还须心药医""解铃还须系铃人"则揭示的是面对蹉跎的心理问题的解决关键要找准根源；"病来如山倒；病去如抽丝"指疾病来时像山崩一样迅速而猛烈，而要康复却很慢，像从蚕茧里面抽丝。得病容易，治病难，这也就告诉人们在生活中应当好好爱护自己的身体。

现代医学临床上普遍存在心理行为因素和躯体相互影响作用，其机制研究也日趋迅猛。那么心理是怎样来影响人们的机体健康状况的呢？这就需知道患者因紧张和压力产生的情绪和行为反应可能直接引起血压升高、心率和呼吸加快。而躯体疾病也会造成心理反应，如癌症患者的恐怖情绪、甲状腺功能亢进患者的躁狂、慢性疾病患者的抑郁倾向等。

身心疾病（psychosomatic diseases）又称为心理生理疾病（psychophysiological diseases），指心理社会因素在发病、发展过程中重要作用的躯体器质性疾病和功能性障碍。凡是疾病的发生、发展、治疗、康复各环节受到心理社会因素影响者，都属于身心疾病。与临床有关的身心问题涵盖范围很广，典型的有心血管疾病，此外还包括肿瘤、免疫系统疾病、消化系统疾病、失眠等。这些在第五章中已有详细介绍。

第二节　情绪控制与管理

情绪传递出来是人们对事情的态度，以及表现出来的行为，时间长久也就决定了人们的性格。那么学会如何排解人们内心的不良情绪，对于减少疾病的风险和提高生活的积极性就有极大的意义，下面介绍一下什么是情绪及释放情绪的一些方法。

一、情绪自我释放方法

（一）情绪的概念

情绪指个体对本身需要和客观事物之间关系的短暂而强烈的反应，是一种主观感受、生理反应、认知的互动，并表达出特定的行为。从这个定义得知：

1. 情绪是本身对外界的一种自然反应　情绪没有好坏对错，只是本身需要对客观事物的反应，而且人人都有喜怒哀乐等现象，因此要主动接纳自己正在发生的情绪，不去批判和怀疑它。

2. 情绪是感受与认知的一种内在互动　正面或负面情绪的出现，是自身对需求得到满足或者没有得到满足时的一种生理反应。因此任何一种情绪的背后，都对应着自身感受与主观认知的一种互动。

3. 情绪会转化为一种特定的行为　情绪指由外而内的感受、互动，然后又由内而外的表现、行动。即外界环境影响并产生情绪，而情绪又会通过特定的表情、语言以及动作表现出来。情绪的产生是一种自然的反应，本身没有好坏，不需要谈"情绪"变色，但是不同的情绪所引发的行为则会带来不同的后果。

（二）情绪的分类

从生物进化的角度来看，人的情绪可以分为基本情绪和复合情绪。基本情绪是人与动物共有的、先天的、不用学习就能掌握的；复合情绪则是由基本情绪的不同组合派生出来的。20 世纪 70 年代初，美国心理学家伊扎德提出人类的基本情绪有 11 种，即兴趣、惊讶、痛苦、厌恶、愉快、愤怒、恐惧、悲伤、害羞、轻蔑和自罪感。由此产生的复合情绪有三类：①基本情绪的混合，如兴趣-愉快、恐惧-害羞等；②基本情绪与内驱力的结合，如疼痛-恐惧-愤怒等；③基本情绪与认知的结合，如多疑-恐惧-内疚等。现今，人们根据情绪和需要的关系，把快乐、悲哀、愤怒、恐惧作为最基本的情绪形式或原始情绪。

（三）情绪与健康

情绪具有明显的生理反应成分，直接关系到身心健康，同时所有的心理活动又都是在一定的情绪基础上进行的，因而人们将其看成是身心联系的桥梁和纽带。正性情绪如乐观、开朗、心情舒畅等有利于人的心理和生理两方面的健康；负性情绪如焦虑、抑郁、苦闷等常常会损害人正常的生理功能和心理反应，严重时可导致身心障碍包括损害身体健康、破坏容颜外观、危害社会安定等。因此，情绪在医学心理学研究的许多问题包括疾病的心理病因、心理诊断、心理治疗、康复心理和心理护理等都涉及情绪问题。情绪研究在临床医学中也具有重要的理论和实际意义，涉及不良情绪对各种疾病过程的影响，以及如何改善患者的情绪问题等。

（四）情绪自我释放方法

如今，在激烈的社会竞争下，人们面临的生存、职业、家庭、健康等压力逐渐增大，情绪的反应也就越激烈。因此学会适当地释放自己的不良情绪对人的身心健康十分必要，不良情绪主要有紧张、烦闷、悲观和懊恼等。那么不良情绪应该如何释放呢？

1. 宣泄与疏导 适当、适时、适地的宣泄，对于维护心理健康和平衡非常重要。宣泄的方法有四种，包括往外的宣泄、同化的宣泄、想象的宣泄和退化的宣泄。

往外的宣泄：把自己的动机、想法、态度和欲望投射到别人或者外界的事物的一种方式，投射出去的往往是被自己压下去的东西。例如通常所说的写信，心理学家认为，写信是一种在不好的时候用来放松神经的好方法，因为你在表达，也在释放内心的负能量，同时这个过程会令你冷静下来。因此，如果你也有被负面情绪困扰的时候，不妨坐下来，把你的不满或担忧统统写出来，包括那些你想说却又不敢在怨恨的人面前说出来的话，写完之后可以再大声念一遍，然后将它揉成一团，扔进垃圾桶中或者干脆一把火烧掉，这样或许整个人就轻松许多。

同化的宣泄：同化指一种深层次的模仿，当失去了一些重要的情感时，用在内心里和别人同化的方法，缓解内心痛苦来达到心理的平衡。例如倾诉，每个人的周围总会有几个知心朋友，当产生不良情绪时，朋友们聚一聚，一壶清茶，一杯咖啡，就事论事倾诉一番，把自己积郁的消极情绪倾诉出来，以便得到别人的同情、开导和安慰。美国有关专家研究认为："一个人如果有朋友圈子，就能长寿 20 年"。可见，倾诉对于心理健康多么重要。

想象的宣泄：想象是万能的，不管你在日常生活中遇到什么样的事情，只要你一闭上眼睛，最困难的事也能解决，最难的愿望也能实现。真正能够做到"心想事成"的只有想象，通过想象就能起到宣泄的作用。闭上眼睛，着意去想象一些恬静美好的景物，如蓝色的海洋、广袤的草原、金黄色的沙滩、朵朵白云、高山流水、奔驰的野马等，让心胸变得更加开阔。

退化的宣泄：随着一个人的长大，学会了很多应对问题的手段。但当遇到很棘手的事时，你所学会的应对和宣泄手段都使不上时，就会不知不觉地退化到小时候的宣泄和应对的方法——哭。当你哭出来的时候，你就会把内心的压力一块给哭出来。有研究表明，人在哭泣时，其情绪强度一般会降低 40%。这解释了为什么哭后感觉比哭前要好了许多。

2. 运动放松 研究表明，一次性身体锻炼期间情绪变化及其短期情绪效益存在明显的层级和性别差异。坚持锻炼者不易因身体锻炼而诱发焦虑和疲劳，更易在身体锻炼期间出现流畅和愉悦状态。尝试锻炼者更易在身体锻炼期间出现活力状态，身体锻炼之后出现流畅状态但同时也伴随着更强的疲劳感受。女性锻炼者更易在身体锻炼期间出现愉悦状态、身体锻炼之后出现活力状态；男性锻炼者更易在身体锻炼之前诱发焦虑，身体锻炼期间、身体锻炼之后出现流畅状态但同时也伴随着更强的疲劳感受。此外，在运动期间辅以音乐将更加受益。

国内的研究表明，太极拳、乒乓球、羽毛球、健美操、有氧健身操、跳绳、游泳、慢跑等均有益于提高心理状态，应适量选择自己喜欢的运动方式。

二、理性情绪 ABC 疗法

什么是理性情绪 ABC 疗法呢？首先从一个案例开始了解一下。

小 A 失恋了，一直摆脱不了事实的打击，情绪低落，已经影响到了他的正常生活，他没办法专心工作，因为无法集中精力，头脑中想到的就是前女友的薄情寡义。他认为自己在感情上付出了，却没有收到回报，自己很傻很不幸。

于是，他找到了心理医生。心理医生告诉他，其实他的处境并没有那么糟，只是他把自己想象得太糟糕了。在给他做了放松训练，减少了他的紧张情绪之后，心理医生给他举了个例子。

心理医生："假如有一天，你到公园的长凳上休息，把你最心爱的一本书放在长凳上，这时候走来一个人，径直走过来，坐在椅子上，把你的书压坏了。这时，你会怎么想？"

小 A："我一定很气愤，他怎么可以这样随便损坏别人的东西呢！太没有礼貌了！"

心理医生接着耐心地继续问："那现在告诉你，他是个盲人，你又会怎么想呢？""哦，原来是个盲人。他肯定不知道长凳上放有东西！"小 A 摸摸头，想了一下，接着说，"谢天谢地，好在只是放了一本书，要是油漆，或是什么尖锐的东西，他就完蛋了！"

"那你还会对他愤怒吗？"心理医生问。

"当然不会，他是不小心才压坏的嘛，盲人也很不容易。我甚至有些同情他了。"小 A 露出同情的表情。

心理医生会心一笑："同样的一件事情——他压坏了你的书，但是前后你的情绪反应却截然不同。你知道是为什么吗？"

"可能是因为我对事情的看法不同吧！"小 A 陷入了沉思。

从上面的案例可以看出，对事情不同的看法，能引起自身不同的情绪。如同样是失恋了，有的人放得下，认为未必不是一件好事，而有的人却伤心欲绝，认为自己今生可能都不会有爱了。再如，在找工作面试失败后，有的人可能会认为，这次面试只是试一试，不过也没关系，下次可以再来；有的人则可能会想，精心准备了那么长时间，竟然没过，是不是自己太笨了，还有什么用啊，人家会怎么评价我。这两类人因为对事情的评价不同，他们的情绪体验当然不同。

对于上面这个失恋的年轻人来说，失恋只是一个诱发事件 A，结果 C 是他情绪低落，生活受到影响，无法专心工作；而导致这个结果的，正是他的认知 B——他认为自己付出了一定要收到对方的回报，自己太傻了，太不幸了。假如他换个想法，她这样不懂爱的女孩不值得自己去珍惜，现在她离开可能避免了以后对自己造成更大的伤害，那么他的情绪体验显然就不会像现在这么糟糕。很显然，让人难过和痛苦的，不是事件本身，而是对事情的不正确的解释和评价。这就是心理学上的情绪 ABC 理论的观点。

合理情绪疗法（rational-emotive therapy，简称 RET），也称"理性情绪疗法"指帮助求助者解决不合理信念产生情绪困扰的一种心理治疗方法，属于认知行为疗法。合理情绪疗法由美国著名认知行为心理学家阿尔伯特·艾利斯于 20 世纪 50 年代创立，其理论认为引起人们情绪困扰的并不是外界事件，而是人们对事件的态度、看法、评价等认知内容，因此要改变情绪困扰不是致力于改变外界事件，而是应该改变认知，通过改变认知，进而改变情绪。他认为外界事件为 A，人们的认知为 B，情绪和行为反应为 C，因此其核心理论又称为 ABC 理论（图 8-1）。

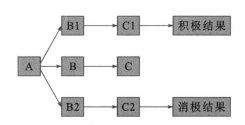

图 8-1　合理情绪疗法的 ABC 理论

在这个理论中：A（Activating events）表示诱发性事件或者外在的环境，B（beliefs）表示个体针对诱发性事件或外在环境产生的一些信念，即对这件事或外在环境的态度，C（consequence）表示自己产生的情绪和行为的结果。通常人们会认为诱发事件或外在环境 A 直接导致了人的结果 C，但事实上在原因 A 和结果 C 中间，还有一个 B，这个 B 如果是理性的、积极的信念和态度（B1），就会得出合理的积极的结果（C1）；反之，这个 B 如果是非理性的、不合理的、扭曲的信念和态度（B2），就会得出不合理的、消极的结果（C2）那么，在人们生活中究竟存在哪些不合理、不现实的信念、信仰和价值观呢？主要有下列几种。

默兹比（Maultsby，1975）提出了区分合理与不合理信念的 5 条标准（表 8-2）。

表 8-2　区分合理与不合理信念的标准

序号	合理信念	不合理信念
1	大都是基于一些已知的客观事实	包含更多的主观臆测成分
2	能使人保护自己，努力使自己生活愉快	使人产生情绪困扰
3	能使人更快地达到自己的目标	使人难以达到现实目标而苦恼
4	会使人不介入他人的麻烦	主动介入他人麻烦
5	能使人阻止或很快消除情绪困扰	长时间无法消除或减轻情绪困扰，造成不适当反应

此外，埃利斯通过临床观察，总结出日常生活中常见的产生情绪困扰甚至导致神经症的 11 类不合理信念，并分别对其不合理性做了分析（埃利斯，1967，1973），现分述如表 8-3 所示。

表 8-3　埃利斯总结的 11 类不合理信念及相应的分析

序号	不合理信念	对应的分析
1	每个人绝对要获得周围环境尤其是生活中每一位重要人物的喜爱和赞许	这个观念实际上是个假象，是不可能实现的事。因为在人的一生中，不可能得到所有人的认同，即便是像父母、老师等对自己很重要的人，也不可能永远对自己持一种绝对喜爱和赞许的态度。因此如果他坚持这种信念，就可能需要千辛万苦，委曲求全以取悦他人，以获得每个人的欣赏；但结果必定会使他感到失望、沮丧和受挫
2	个人是否有价值，完全在于他是否是个全能的人，即能在人生中的每个环节和方面都能有所成就	这也是一个永远无法达到的目标，因为世界上根本没有十全十美、永远成功的人。一个人可能在某方面较他人有优势，但在另外方面却可能不如别人。虽然他以前有过许多成功境遇，但无法保证在每一件事上都能成功。因此，若某人坚持这种信念，他就会为自己永远无法实现的目标而徒自伤悲
3	世界上有些人很邪恶、很可憎，所以应该对他们予以严厉的谴责和惩罚	世上既然没有完人，也就没有绝对的区分对与错、好与坏的标准。每个人都可能会犯错误，但仅凭责备和惩罚则于事无补，人偶然犯错误是不可避免的。因此，不应因一时的错误就将他们视为"坏人"，以致对他们产生极端排斥和歧视

续表

序号	不合理信念	对应的分析
4	如果事情非己所愿，那将是一件可怕的事情	正如人不可能永远成功一样，生活和事业上也不会样样顺心，遭受一些挫折是很自然的事。如果一经遭受挫折便感到可怕，就会导致情绪上的困扰，反而可能使事情更加恶化
5	不愉快的事总是由于外在环境的因素所致，不是自己所能控制和支配的，因此人对自身的痛苦和困扰也无法控制和改变	外在因素会对个人有一定影响，但实际上并不是像自己想象的那样可怕和严重。如果能认识到情绪困扰之中包含了自己对外在的事件的知觉、评价及内部言语等因素的作用，那么外在的力量便可能得以控制和改变
6	面对现实中的困难和自我所承担的责任是件不容易的事情，倒不如逃避它们	逃避问题虽然可以暂时缓和矛盾，但问题却始终存在而且得不到解决，时间一长，问题也就会恶化或连锁性地产生其他问题和困难，从而更加难以解决，最终会导致更为严重的情绪困扰
7	人们要随时随地对危险和可怕的事加以警惕，应该非常关心并不断注意其发生的可能性	对危险和可怕的事物有一定的心理准备是正确的，但过分的忧虑则是非理性的。因为坚持这种信念只会夸大危险发生的可能性，使人不能对之加以客观评价和有效地去面对。这种杞人忧天式的观念只会使生活变得沉重和没有生气，导致整日忧心忡忡，焦虑不已
8	人必须依赖别人，特别是那些与自己相比强而有力的人，只有这样，才能生活得好些	虽然人在生活中的某些方面要依赖于别人，但过分夸大这种依赖的必要性则可能使自我失去独立性，导致依赖性更大，从而失去学习能力，产生不安全感
9	一个人以往的经历和事件常常决定了他目前的行为，而且这种影响是永远难以改变的	已经发生的事实是个人的历史，这的确是无法改变的。但是不能说这些事就会决定一个人的现在和将来。因为事实虽不可改变，但对事件的看法却是可以改变的，因此，人们仍可以控制、改变自己以后的生活
10	一个人应该关心他人的问题，并为他人的问题而悲伤、难过	关心他人、富于同情，这是有爱心的表现。但如果过分投入他人的事情，就可能忽视自己的问题，并因此使自己的情绪失去平衡，最终导致没有能力去帮助别人解决问题，却使自己的问题更糟
11	对人生中的每个问题，都应有一个唯一正确的答案；如果人找不到这个答案，就会痛苦一生	人生是一个复杂的历程，对任何问题都要寻求完美的解决办法是不可能的事。如果人们坚持要寻求某种完美的答案，那就会使自己感到失望和沮丧

综上发现，不合理的信念主要有三个特征，即绝对的要求、过分的概括化以及糟糕透顶。在生活中当遇到不良情绪时，不妨改变自己的想法和观念（B）来改变、控制自己的情绪和不良后果（C）。

三、行为改变自我督导

（一）行为改变

行为改变指纠正之前一些不良的行为，如不敢直视别人的眼睛、考试严重焦虑等，去做那些让人在各种场合都能反应恰当、感觉良好的事情。这些好的行为包括勇敢地面对自己害怕的情境，淡定、勇敢地交流，深度练习放松的技巧，解决问题，设定目标，利用社会支持以及对自己的活动做出安排。那么怎样才能改变生活中一些不良的心理行为呢？有什么方法可以对自己的行为进行矫正吗？

行为治疗（behavior therapy）指基于实验心理学的研究成果，帮助患者消除或建立某种行为，达到治疗的一门医学技术。行为治疗包括脱敏、厌恶疗法等，可用于治疗一系列身心疾病，如恐惧症、强迫症、焦虑症、抽动症、肌痉挛、口吃、咬指甲和遗尿症等，具有针对性强、易操作、疗程短、见效快等特点。

理论基础：行为治疗的概念最早由斯金纳和利得斯莱于 20 世纪 50 年代提出。以实验心理学及心理学中行为学派的理论和观点为基础，其理论渊源主要来自 4 个方面。

1. 巴甫洛夫经典条件反射学说　有关实验性神经症模型的理论，强调条件化刺激和反应的联系及其后继反应规律，解释行为的建立、改变和消退。

2. 斯金纳的操作条件反射学说　阐明"奖励性"或"惩罚性"操作条件对行为的塑造。

3. 班杜拉及沃森的学习理论　前者强调社会性学习对行为的影响，后者认为任何行为都是可以习得或弃掉的。

4. 雅科莫的再教育论　认为病态行为可通过教育改变和改造。

这些理论都认为既然患者的异常行为和正常行为可以通过学习获得，那么，也应该能够通过另一种学习使之消失。各种疾病（不论是躯体还是精神上的）都可以视为机体某一部分的活动（或行为）异常，都可以通过活动（或行为）的矫正而得到治疗。常见的行为矫正方法有放松训练疗法、系统脱敏法、厌恶疗法、行为塑造法、代币调解法等。下面主要介绍几种常见的行为矫正方法。

（1）放松训练疗法：松弛反应训练，指一种通过自我调整训练，由身体放松进而导致整个身心放松，以对抗由于心理应激而引起交感神经兴奋的紧张反应，从而达到消除紧张和强身祛病目的的行为训练技术。一般的松弛反应训练方法，使用较多的是雅可布松所首创的渐进性松弛法。此法可使被试者学会交替收缩或放松自己的骨骼肌群，同时能体验到自身肌肉的紧张和松弛的程度以及有意识地去感受四肢和躯体的松紧、轻重和冷暖的程度，从而取得松静的效果。中国的气功、印度的瑜伽和日本的坐禅等都能起到类似的作用。一般认为，不论何种松弛反应训练技术，只要产生松弛反应都必须包含4种成分：①安静的环境；②主动、舒适的姿势；③心情平静，肌肉放松；④精神内守（一般通过重复默念一种声音，一个词或一个短句来实现）。

据国内外的实验研究证实，松弛反应训练能产生如下的生理效应：交感神经系统活动降低，耗氧量降低，心率、呼吸率减慢，收缩压下降，脑电波多呈α波等。因此，一般能产生松弛反应的疗法，都能对抗紧张和焦虑。松弛反应疗法由于简便易行，还可以自我训练，故它不仅是系统脱敏法的一个重要环节，而且与生物反馈仪并用可收到生物反馈治疗单独进行时所得不到的效果，对于高血压、失眠、头痛、心律失常以及各种由于心理应激（紧张）所造成的疾患都有良好的疗效。目前，各种松弛反应训练技术在世界各国已广泛地成为人们用以增强体质，预防和治疗疾病，特别是慢性病的一种有效方法。而且还广泛地运用于体育竞赛、文艺表演以及一切可能产生紧张、焦虑的情境，以对抗紧张和焦虑，从而保持和发挥良好的竞赛和表演效果。

下面介绍两种呼吸放松疗法（图8-2、图8-3），它是最基本，也是最简单且有效的放松技巧，在任何时候都可以运用的放松方法，也是其他放松方法的基础。平静的呼吸向大脑发出信息表明身体可以应付自如，大脑则将向身体返回信息，使身体平静，并保持这个放松的状况。呼吸放松法包括呼吸放松法和渐进式肌肉放松。

| 采用腹式呼吸，把注意力放在腹部 | 一旦习惯了腹式呼吸的感觉，就可以将注意力转移到鼻腔 | 专注于呼吸放松的关键 |

图 8-2　呼吸放松法的步骤

（2）系统脱敏法：系统脱敏法可用于治疗求助者对特定事件、人、物体或泛化对象的恐惧和焦虑。基本方法是让求助者用放松取代焦虑。第一步，教求助者掌握放松技巧；第二步，把引起焦虑的情境划分等级；第三步，让求助者

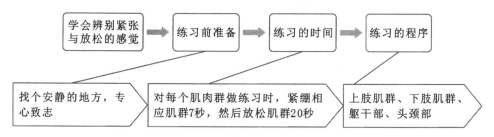

图 8-3　渐进式肌肉放松的步骤

想象引起焦虑的情境，同时做放松训练。最后通过实景中的重复练习，使求助者逐渐从过去引起焦虑的情境中脱敏（图 8-4）。

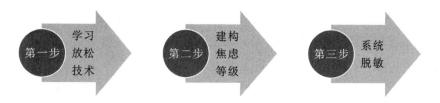

图 8-4　系统脱敏法的工作程序

系统脱敏法这一方法于 20 世纪 50 年代由精神病学家沃尔帕所创。主要是通过诱导患者缓慢暴露出导致神经焦虑的情境，并通过心理的放松状态来对抗这种焦虑情绪，从而达到消除神经焦虑习惯的目的。最初，沃尔帕是在动物实验中应用此法的，他把一只猫置于笼子里，每当食物出现引起猫的进食反应时，即施以强烈电击。多次重复后，猫即产生强烈的恐惧反应，拒绝进食。最后发展到对笼子和实验室内的整个环境都产生恐惧反应，即形成了所谓"实验性恐惧症"。然后，沃尔帕用系统脱敏法对猫进行矫治，逐渐使猫消除恐惧反应，只要不再有电击，最终回到笼中就食也不再产生恐惧。此后，沃尔帕便把系统脱敏疗法广泛运用于人类的临床实践。

实施这种疗法时，首先要深入了解患者的异常行为表现（如焦虑和恐惧）是由什么样的刺激情境引起的，把所有焦虑反应由弱到强按次序排列成"焦虑阶层"。然后教会患者一种与焦虑、恐惧相抗衡的反应方式，即松弛反应，使患者感到轻松而解除焦虑；进而把松弛反应技术逐步地、有系统地和那些由弱到强的焦虑阶层同时配对出现，形成交互抑制情境，即逐步地使松弛反应去抑制那些较弱的焦虑反应，然后抑制那些较强的焦虑反应。这样循序渐进地，有系统地把那些由于不良条件反射（即学习）而形成的、强弱不同的焦虑反应，由弱到强一个一个地予以消除，最后把最强烈的焦虑反应（即所要治疗的靶行为）也予以消除（即脱敏）。异常行为被克服了，患者也重新建立了一种习惯于接触有害刺激而不再敏感的正常行为，这就是系统脱敏疗法。在临床上多用于治疗恐惧症、强迫性神经症以及某些适应不良性行为。

接下来通过一个典型案例来进一步地了解什么是系统脱敏法。

小王是一个高一学生，他能够很好地完成家庭作业和自学任务。然而，只要一参加测验，他的大脑就僵住了。有时在考试前一天，他会因为紧张而想逃学。考试时过分的焦虑导致许多知识都回忆不起来，结果他的考试成绩总是很低。心理咨询师对他采用系统脱敏的方法进行治疗，分为三阶段进行。

第一阶段进行放松训练。对于焦虑情绪，咨询师小王很舒服地躺在沙发上，听一段轻柔的音乐，让自己的四肢放松，大脑中想象让自己漫步在一片美丽的田野上，让自己达到一种安静平和的状态。然后咨询师用轻柔、愉快的声调引导求助者依次练习放松前臂、头、面部、颈、肩、背、胸、腹及下肢，重点强调面部肌肉的放松。每日一次，每次 20～30 min，一般 6～8 次即可学会放松。

第二阶段开始构建焦虑等级。在求助者说出引起焦虑的事件后，咨询师让患者把引起焦虑的事件排十个等级，并尽量使各等级之间的级差比较均匀。接下来患者根据焦虑事件构造的焦虑等级如下：0 老师宣布近期考试；1 考前三天想到要进行考试；2 考试前做模拟考试测试；3 考试当天去考场的路上；4 在考场为等候进入考场；5 进入考场等待老师发放问卷；6 看卷过程；7 开考听到其他同学答题时唰唰的笔声；8 考试遇到没做过的题型；9 做过的题目不会做了。

第三阶段想象脱敏训练。由咨询师做口头描述，并要求对方在能清楚地想象此事时，便伸出一个手指头来表示。然后，要求患者保持这一想象中的场景30 s 左右。想象训练一般在安静的环境中进行，想象要求生动逼真，像演员一样进入角色，不允许有回避停止行为产生，一般忍耐一小时左右视为有效。实在无法忍耐而出现严重恐惧时，采用放松疗法对抗，直到达到最高级的恐怖事件的情景也不出现惊恐反应或反应轻微而能忍耐为止。一次想象训练不超过 4个等级，如果在某一级训练中仍出现较强的情绪反应，则应降级重新训练，直至完全适应。

经过多次的放松疗法，小王克服了考试中严重焦虑的症状，可以进行正常的学习生活。

（3）厌恶疗法：指一种帮助人们（包括患者）将所要戒除的靶行为或症状同某种使人厌恶的或惩罚性的刺激结合起来，通过厌恶性条件作用，从而达到戒除或减少靶行为出现的目的。这一疗法也是行为治疗中最早和最广泛地被应用的方法之一。在临床上多用于戒除吸烟、吸毒、酗酒、各种性行为异常和某些适应不良性行为，也可以用于治疗某些强迫症。

厌恶刺激可采用疼痛刺激（如橡皮圈弹痛刺激和电刺激）、催吐剂（如阿扑吗啡）和令人难以忍受的气味或声响刺激等，也可以采取食物剥夺或社会交往剥夺措施等，还可以通过想象作用使人在头脑中出现极端憎厌或无法接受的想象场面，从而达到厌恶刺激强化的目的。例如，要戒除酗酒的不良行为，可以在酗酒者个人生活习惯中最喜欢喝酒的时刻进行，使用催吐吗啡或电击等惩罚性刺激，造成对酒的厌恶反应，从而阻止并消除原来酗酒的不良行为。又如，戒烟，可以采用"戒烟糖""戒烟漱口水"等，都可以直接或间接使吸烟者在吸烟时感觉到一种难受的气味，而对吸烟产生厌恶感，以至最终放弃吸烟的不良行为。

（4）行为塑造法（shaping）：指根据斯金纳的操作条件反射原理设计出来的，目的在于通过强化（即奖励）而造成某种期望出现的良好行为的一项行为治疗技术。一般采用逐步晋级的作业，并在完成作业时按情况给予奖励（即强化），以促使增加出现期望获得的良好行为的次数。有人认为最有效的强化因子（即奖励方法）之一是行为记录表，即要求患者把自己每小时所取得的进展正确记录下来，并画成图表。这样做本身就是对行为改善的一种强大推动力。例如，对于一个长期进食较多而运动较少的肥胖症儿童进行减肥，可以对他体重减少进行奖励强化。凡体重较前一周减少 500 g 便可得到 1 张游泳票，减少量达 1 000 克得到 1 次游园机会等。

此法的适用范围包括改善或消除恐惧症、神经性厌食症、肥胖症及其他神经症的行为；也可以用来改善或促进精神分裂症患者的社交和工作的行为。在社会教育中，可用于对低能者的训练以及用于治疗某些性功能障碍等。

（二）自我督导

心理督导指学习者在有经验的督导者的指导帮助下实现心理工作、提高自身专业水平的过程。此处探讨的主要是自我督导（图 8-5），在人们生活中出现心理问题时应该如何进行自我的监视、自我消化排解呢？这就需要对自己的行为有一定的认知能力，并且可以进行调整。

认知行为疗法指一组通过改变思维和行为的方法来改变不良认知，达到消除不良情绪和行为的短程的心理治疗方法。行为改变方法中系统脱敏法、放松疗法等以上均有详细叙述，在掌握以上方法后，在平时生活中可以进行自我心理状态督导。首先当遇到不良心理状态例如抱怨时应该首先启动自我心理状态的监视能力，然后通过 ABC 疗法从中寻找自己的不合理信念进而改变自我的行为，自我的行为改变可以合理选择以上介绍的方法，进而达到良好的自我心理状态的目的。周而复始，时刻对自己的心理状态进行监视，促进自我身心健康，提高工作效率，创造美好生活。

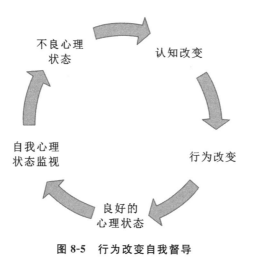

图 8-5　行为改变自我督导

第三节　心理健康与管理

一、心理健康的概念

心理健康（mental health）也称心理卫生，指以积极有益的教育和措施，维护和改进人们的心理状态以适应当前和发展的社会环境，使生理、心理和社会功能都保持良好的或完满的状态。人们认为，心理健康指一种生活适应良好的状态。心理健康包括两层含义：一是无心理疾病，这是心理健康的最基本条件，心理疾病包括各种心理与行为异常的情形；二是具有一种积极发展的心理状态，即能够维持自己的心理健康，主动减少问题行为和解决心理困扰。从广义上讲，心理健康指一种高效而满意的、持续的心理状态；从狭义上讲，心理健康指人的基本心理活动的过程内容完整、协调一致，即认识、情感、意志、行为、人格完整和协调，能适应社会，与社会保持同步。

心理健康有三条基本原则：①心理活动与外部环境是否具有同一性。一个人的所思所想，所作所为是否能正确的反映外部世界，有无明显差异；②心理过程是否具有完整性和协调性。一个人的认知过程、情绪情感过程、意志过程内容是否完整协调；③个性心理特征是否具有相对稳定性。在没有重大的外部环境改变的前提下，人的气质、性格，能力等个性特征是否相对稳定，行为是否表现出一贯性。

人的心理是知、情、意、行的统一体。心理健康是一个人整体的适应良好状态，是人格健康、全面发展。根据人们对心理健康的多年研究，综合国内外学者的观点认为，心理健康的标准主要有：①智力正常；②人际关系和谐；③心理与行为符合年龄特征；④了解自我，悦纳自我；⑤面对和接受现实；⑥能协调与控制情绪，心境良好；⑦人格完整独立；⑧热爱生活，乐于工作。综上所述，心理健康的标准是多层次、多方面的，要科学、正确判断一个人的心理是否健康，必须从多个角度进行考察，还要结合不同地区、不同民族、不同文化、不同时代的具体情况。健康的心理可以促进身体的正常发展，减少心血管和癌症的发病风险；对家庭、社会安全有着极大的影响，此外还能让人们保持对生活、工作、学习和家人有着极大的热情。心理健康如此重要，那应该如何真正做到心理健康呢？日常生活中人们应该如何去管理自己的心理状况呢？

二、心理健康的管理

（一）健康管理的概念

健康管理指运用管理学理论和原理，应用计划、组织、协调和控制等基本职能分配及使用有限的卫生资源，有效地维护人类健康及其预防干预疾病的全过程。其目的是以最小投入获取最大的健康效益，心理健康的自我管理则是通过自我评估、自我治疗的过程。

（二）心理健康自我管理

心理健康的自我管理指个人为维持心理健康的需要，自己所进行的健康活动。包括自我发现、自我认识、自我处理，为改进个人生活环境和维持个人心理稳态而采取的一切行为与措施。心理健康的自我管理比心理健康的自我保健范围更大，更突出心理健康的促进和自觉性。心理健康的自我管理是健康自我管理的一个重要方面。人人需要健康，健康需要自我管理。社会心理卫生实践中应教育服务对象加强自我心理健康管理，增强自我心理健康意识和提高自我心理健康能力。鼓励服务对象积极主动参与各种心理健康活动。

心理健康的自我管理的内容主要包括五大方面：

（1）学习有关心理健康的医学知识。这是自我心理健康管理的基础，如不良情绪导致身体机能紊乱的机制以及负面情绪的宣泄方式的处理方法等。

（2）培养良好的性格，提高心理素质。主要指个人应付、承受及调节各种心理压力的能力，如情绪是否稳定、愉快，意志是否顽强、果断，人际关系是否和谐，反应是否适度。

（3）改变不良行为和不健康的生活方式，建立健康科学的生活方式。这是免除一些疾病的根本方法，如生活规律、经常运动、不吸烟、少饮酒、戒毒、戒赌、胸怀坦荡、工作生活有张有弛等。

（4）创造良好的小环境。主要指家庭的物质、心理环境，如生活、学习，休息和娱乐条件，家庭成员间和睦相处、关心照料等，这对保持良好的心理环境有着积极的作用。

（5）建立个人心理健康档案，制定心理健康计划（目标、措施），并做好定期自查，以便存档。

在日常生活中，影响到人心理健康的因素很大一部分归咎于不良的情绪和无法释放的压力，那么对于不良情绪和巨大压力应该如何适当地去管理和处理才能保证拥有健康的心理状态呢？接下来介绍不良情绪和压力以及应对方式。

（三）不良情绪和压力的应对

1. 不良情绪的自我管理　不良情绪中最多见的就是焦虑与抑郁。焦虑反应一般与威胁性事件有关，抑郁反应通常与丧失或分离性事件有关。对焦虑抑郁情绪自我管理的方法就是采取积极的应对策略。积极的应对策略有两种：一是解决问题；二是缓和情绪。①解决问题：通过解决问题来改善不利境遇，使应激强度减低。解决问题的应对策略包括：向他人寻求帮助，获得有助于问题解决的信息与建议，制定与实施解决问题的计划，勇敢面对问题，捍卫个人权利或劝说其他人改变行为。②缓和情绪：在不能和/或暂时不能解决问题时，可以通过改变自己，来改善对应激性境遇的不良情绪反应。缓和情绪策略包括宣泄情绪，向另一个人倾诉并表达出情绪；评价问题，判断哪些是可以改变的并试图将其改变（通过问题解决策略），以及哪些是无法改变而需要接受的。积极评价问题，认识到难题的积极面，如丢了现在的工作是找到一个更好职位的机会，相信"塞翁失马""失败乃成功之母"等古训。通过接受"利弊相融""福祸相依"的心理暗示，改变认知，了解快乐和不快乐取决于自己，而非他人赐予。回避问题，拒绝去想所面对的难题，避开引起问题的人或能引起回忆的事。回避的应对策略在缓解问题或缓和情绪反应方面有一定用处，比如对癌症后期的患者可不告诉他真情，减轻抑郁，保持相对好的生存状态，但他们并非总是适应性的。例如，癌症早期阶段，回避就不是适应性的措施，因为它阻碍了患者去寻求适当的治疗。

2. 压力的识别与处理

（1）识别压力、判断压力的性质。首先要识别压力的存在，可以通过对生理反应的观察确认压力的存在。如出汗、毛发竖立、肌肉紧张（手臂、大腿、眼）、身体发僵、视野变窄、呼吸加速、口干、心跳加速、血压升高、出冷汗等。其次，要区分压力性质。积极性压力是有益的压力，如大赛前、大考前适度的紧张可以刺激肾上腺分泌激素，激发人的潜能，使注意力高度集中，去挑战自己生理或智力的极限，创造好成绩。消极性压力是有害的压力，如日常生活中日积月累的压力，要积累到一定程度才会爆发，如长期与同事关系不良，长时间求职无果等，在生活和工作中需要处理的是消极性压力。

（2）处理消极性压力的方法。①自律训练：通过言语暗示，控制患者的注意力。要求患者先把注意力向内转移，转向自己的呼吸，想象出一幅安静的画面，回忆上一次假期旅行，回忆上一次成功的经历，回忆一个负担结束的过程，想象同某人的对话，中断消极思维。然后再要患者把注意力向外转移。仔细观察房间，向窗外眺望，仰望天空，观察一株室内的植物，听音乐，闻香料，走进大自然，感受风或阳光，慢跑，做体操。②想象法：通过想象可以应用的方法去解决问题并且得到解决的过程。但是，以后遇到应激的情况还是无法避免的，所以，治疗不能仅仅针对目前，要考虑长远。要辅导患者恢复积极的活动，放弃不良的应对策略和消极的心理防御机制。改变认知就是改变对事物的态度。告诉患者，许多在你看来非常重要的事情其实没那么重要，如果非要去做，几乎是难以实现的，与其为不容易实现的目标去努力，又常常为失败而痛苦，倒不如放弃。可以试着和自己谈判：我不许犯错误？人并不可能不犯错误，吃一堑，长一智。我必须独立完成一切？合作愉快，请求帮助！我必须是完美的？从失败中学习，没有十全十美的人！我对一切负有责任？别人也要负他们应该负的责任。意向放松和呼吸放松一样，需要反复练习才能熟练掌握其步骤，达到应用自如的程度，意向放松的步骤见图8-6。

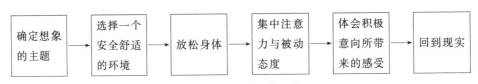

图 8-6 意向放松的步骤

随着社会科学以及医学技术的飞速发展，人们已不仅仅是关注身体健康，心理健康越来越受到人们的重视。学会心理健康自我管理意义重大，主要体现在：提高生命质量，促进事业健康，保持和谐人际关系，提高学习和工作效益，美化生活，有助于推动精神文明建设。

第九章

体检报告解读

健康体检越来越受到人们的关注，预防疾病的发生、疾病的早期发现应和疾病的治疗同样被重视。定期健康体检是保障生活质量的有力举措，生理健康和心理健康的定期检测是品质生活的基本保障，正确合理解读体检报告会更好地为受检者的健康生活保驾护航，以下介绍生理健康体检中常见的检查和如何正确解读体检报告。

第一节　常见体检指标参考值

一、形态与机能

人体形态与机能检查包括身高、体重、体质指数、基础代谢率、胸围、腰臀比、体温、脉搏、血压等。生活中常见的各项指标有以下几种。

（一）身体质量指数（BMI）

身高反映了人体骨骼的发育状况，受先天遗传和后天营养状况影响。体重一定程度上能反映人体骨骼、肌肉、皮下脂肪、内脏器官增长的综合状况和身体发育的充实度，是衡量身体健康和体力强弱的重要标志。身体质量指数＝体重（千克）/身高（米）的平方，是目前国际上常用的衡量人体胖瘦程度以及是否健康的一个标准。健康 BMI 指数为 18.5～23.9，理想指数为 18.5～22.0，24.0～28.0 属于体重超标，超过 28.0 即为肥胖症。

（二）腰臀比（WHR）

腰围是反映脂肪总量和脂肪分布的综合指标。臀围反映髋部骨骼和肌肉的发育情况。腰臀比是腰围和臀围的比值，是判定中心性肥胖的重要指标。当男性 WHR 大于 0.9，女性 WHR 大于 0.8，可诊断为中心性肥胖。但其分界值随年龄、性别、人种不同而异。

（三）脉搏

也称心率，主要反映心脏和动脉的机能状态。正常成人在安静、清醒的情况下心率范围为 60～100 次/min，老年人偏慢，女性稍快，儿童较快。经常参加体育锻炼，对心血管系统有良好的作用，可使脉搏低于 60 次/min。

（四）血压

一般指动脉血压。人体的动脉血压，推动血液流向全身各器官，保证人体各器官的血和氧供应。血压过低，会使全身各器官和组织缺血、缺氧，造成功能性障碍。血压过高，会加重心脏负担，增加微循环血量，造成高血压，诱发心脏病和心血管疾病。故血压是检查、评价心血管机能水平的一项重要指标。1978 年世界卫生组织组织高血压专家委员会确定正常血压标准为：收缩压≤18.7 kPa（140 mmHg），舒张压≤12.0 kPa（90 mmHg）。

二、生物化学指标

体检生物化学指标包括血常规、尿常规、肝功能、肾功能、血脂、血糖、甲状腺激素、心肌酶、电解质等（图 9-1）。常见指标参考值如表 9-1 所示。

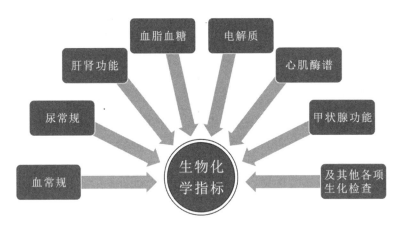

图 9-1　生物化学指标

表 9-1　常用生物化学检验指标参考值

	检测项目	参考范围
血脂七项	总胆固醇（CHO）	2.9～6.0 mmol/L
	三酰甘油（TG）	0.56～1.70 mmol/L
	高密度脂蛋白胆固醇（HDL-C）	0.94～2.00 mmol/L

续表

检测项目		参考范围
血脂七项	低密度脂蛋白胆固醇（LDL-C）	2.07～3.12 mmol/L
	脂蛋白（a）	＜300 mg/L
	载脂蛋白 A1	(1.42±0.17) g/L（男） (1.45±0.14) g/L（女）
	载脂蛋白 B	(1.01±0.21) g/L（男） (1.07±0.23) g/L（女）
肾功能	尿酸（UR）	208～428 μmol/L（男） 155～357 μmol/L（女）
	尿素氮（BUN）	3.2～7.1 mmol/L
	肌酐（CR）	44～97 μmol/L（男） 53～106 μmoI/L（女）
	胱抑素（CysC）	0.6～2.5 mg/L
肝功能	总胆红素（TB）	3.4～17.1 μmol/L
	直接胆红素（DB）	0～6.8 μmol/L
	天门冬酸氨基转移酶（AST）	8～40 U/L
	丙氨酸氨基转移酶（ALT）	5～40 U/L
	γ-谷氨酰转移酶（GGT）	11～50 U/L（男） 7～32 U/L（女）
	碱性磷酯酶（ALP）	40～150 U/L
	总蛋白（TP）	60～80 g/L
	清蛋白（ALB）	40～55 g/L
	球蛋白（GLB）	20～30 g/L
	白球比例（A/G）	(1.5～2.5)：1
	总胆汁酸	0～10 μmol/L
	前清蛋白	280～360 mg/L
尿常规、尿沉渣定量	尿比重（SG）	1.015～1.025
	尿 pH 值	4.5～8.0
	尿亚硝酸盐	阴性

检测项目		参考范围
尿常规、尿沉渣定量	尿白细胞	阴性
	尿蛋白	阴性
	尿糖	阴性
	尿潜血	阴性
	尿酮体	阴性
	尿胆原	阴性
	尿胆红素	阴性
	尿红细胞定量	$0\sim5$ 个$/\mu L$
	尿白细账定量	$0\sim10$ 个$/\mu L$
同型半肤氨酸	同型半胱氨酸（Hcy）	$<15\ \mu mol/L$
乙肝病毒、丙肝病毒、艾滋病毒、梅毒病毒	乙型肝炎病毒表面抗原（HBsAg）	阴性
	乙型肝炎病毒表面抗体（HBsAb）	阴性/阳性
	乙型肝炎病毒 e 抗原（HBeAg）	阴性
	乙型肝炎病毒 e 抗体（HBeAb）	阴性
	乙型肝炎病毒核心抗体（HBcAb）	阴性
	丙肝抗体	阴性
	艾滋病毒抗体（抗 HIV）	阴性
	梅毒血清特异性抗体（TPHA）	阴性
	快速血浆反应素试验（RPA）	阴性
血常规	白细胞（WBC）	$(4\sim10)\times10^9/L$
	红细胞（HBC）	$(4.0\sim5.5)\times10^{12}/L$（男）
		$(3.5\sim5.0)\times10^{12}/L$（女）
	血红蛋白（Hb）	$120\sim160\ g/L$（男）
		$115\sim150\ g/L$（女）
	平均红细胞体积（MCV）	$82\sim100\ fl$
	平均红细胞血红蛋白量（MCH）	$27\sim34\ pg$
	平均红细胞血红蛋白浓度（MCHC）	$320\sim360\ g/L$
	血小板（PLT）	$(100\sim300)\times10^9/L$
	血小板平均容积（MPV）	$7\sim11\ fl$

续表

检测项目		参考范围
血常规	中性粒细胞	$(2\sim7)\times10^9/L$
	淋巴细胞	$(0.8\sim4.0)\times10^9/L$
	单核细胞	$(0.12\sim0.80)\times10^9/L$
	嗜酸性细胞	$(0.05\sim0.50)\times10^9/L$
	嗜碱性细胞	$(0\sim0.1)\times10^9/L$
空腹血糖、糖化血红蛋白	空腹血糖	3.9~6.1 mmol/L
	糖化血红蛋白	4.1~6.8 %
类风湿三项	抗链球菌溶血素"O"（ASO）	滴度<1∶400
	类风湿因子（RF）	<30 kU/L
	C 反应蛋白	<8 mg/L
血沉	血沉（ESR）	<20 mm/h
凝血四项	血浆凝血酶原时间（PT）	11~14 s
	部分活化凝血酶原时间（APTT）	30~42 s
	血浆纤维蛋白原（Fg）	2~4 g/L
	血浆凝血酶时间（TT）	16~18 s
肿瘤标志物	甲胎蛋白定量（AFP）	<25 μg/L
	癌胚抗原定量（CEA）	<5 μg/L
	癌抗原 125（CA125）	<3.5 万 U/L
	癌抗原 153（CA153）	<2.5 万 U/L
	糖链抗原 199（CA199）	<3.7 万 U/L
	铁蛋白	15~200 μg/L（男） 12~150 μg/L（女）
	鳞状上皮相关抗原（SCC）	<1.5 μg/L
	人绒毛膜促性腺素（HCG）	<5 IU/L
	细胞角蛋白 19 片段	<20 μg/L
	前列腺特异性抗原	<4.0 μg/L
	游离前列腺特异性抗原	<0.8 μg/L

检测项目		参考范围
甲状腺功能	三碘甲状腺原氨酸（T_3）	1.6～3.0 nmol/L
	游离甲状腺素 F_4（T_4）	10.3～25.7 pmol/L
	促甲状腺素（TSH）	2～10 mU/L

三、仪器检查

体检常见的仪器检查项目包含身高和体重测量、血压检测、人体成分分析、眼前后节检测、听力检测、口腔检查、心电图、超声检查、X 线检查、计算机断层扫描（CT、PET-CT）、磁共振成像（MRI）、经颅多普勒（TCD）、血栓弹力图（TEG）、肺通气功能、肝脏弹性检测、血流动力学检测、动脉硬化、动态血压及动态心电监测、阴道细胞学刷片、人乳头瘤病毒检测（HPV）、胃镜、骨密度等。

（一）人体成分

人体成分分析仪通过测定人体脂肪、体重、身体质量指数、基础代谢量、肌肉量、身体年龄、肥胖度判断、推定骨骼量、身体脂肪率、内脏脂肪水平、躯干整体数据及上肢、下肢数据、非脂肪量等各项健康指数等，进行节段分析法可精确到四肢左右侧分别的各项健康指数，有效指示身体健康状况，并可以根据不同体质予以相应的运动处方。

（二）眼前后节检查

裂隙灯显微镜由照明系统和双目显微镜组成，能使表浅的病变及深部组织的病变清楚显现。对于诊查眼表疾病、白内障、浅前房及眼前节炎症等有极大帮助。直接眼底检眼镜可进行眼后节检查，诊查眼底动脉硬化、视盘、黄斑及视网膜疾病等。

（三）B 超

可以清晰地显示各脏器及周围器官的各种断面像，应用超声检查可以早期明确诊断。亦可用于小血管的通断、血流方向、速度的测定，还可清楚地显示胆囊胆总管、肝管、肝外胆管、胰腺、肾上腺、前列腺等。B 超检查能检出有无占位性病变，尤其对积液与囊肿的数量、体积等信息掌握得相当准确。对各种管腔内结石的检出率高出传统的检查法。

（四）心电图

可记录人体正常心脏的电位活动、检查心律失常、帮助诊断心肌缺血、心肌梗死、判断心肌梗死的部位等，辅助诊断心脏扩大、肥厚，判断药物或电解质情况对心脏的影响及人工心脏起搏状况。

（五）肺功能检测

肺功能检测包括通气功能、换气功能、呼吸调节功能及肺循环功能等，可检出早期肺、气道病变，评估疾病的严重程度及预后，判断气道阻塞的部位，鉴别呼吸困难的原因，诊断病变部位，评估肺功能对手术的耐受力或劳动强度耐受力及对危重患者的监护等，确诊肺功能损伤的性质与程度、慢性阻塞性肺疾病（COPD）及评估其严重程度，判断肺功能障碍的有无，以及障碍的性质与程度。

（六）X 线、CT

数字减影 X 线拍片机（DR），照射剂量低，对人体辐射极小，分辨率高，曝光成像时间极短。CT 检查可以更好地显示由软组织构成的器官，如脑、脊髓、纵隔、肺、肝、胆、胰及盆部器官等，并在良好的解剖图像背景上显示出病变的影像，可以多角度查看器官和病变的关系。CT 检查对中枢神经系统疾病如颅内肿瘤、脓肿与肉芽肿、寄生虫病、外伤性血肿与脑损伤、脑梗死、脑出血以及椎管内肿瘤与椎间盘脱出等疾病诊断效果好。对胸部疾病则可明确纵隔和肺门有无肿块或淋巴结肿大、支气管有无狭窄或阻塞，对原发和转移性纵隔肿瘤、淋巴结结核、中心型肺癌等的诊断，肺内间质、实质性病变也可以得到较好的显示。心脏方面主要是心包病变的诊断、心腔及心壁的显示、冠状动脉和心瓣膜的钙化、大血管壁的钙化及动脉瘤改变等。腹部及盆部疾病的 CT 检查，主要用于肝、胆、胰、脾、腹膜腔及腹膜后间隙，以及泌尿和生殖系统的疾病诊断、胃肠病变向腔外侵犯及邻近和远处转移等，尤其是占位性病变、炎症性和外伤性病变等。骨关节疾病，多数情况可通过常规 X 线检查确诊。

（七）磁共振成像（MRI）检查

由于对软组织滑膜、血管、神经、肌肉、肌腱、韧带和透明软骨的分辨率高，因此可用于滑膜、血管和肌肉、筋膜的炎症、滑膜囊肿和透明软骨变性、剥脱及骨糜烂破坏与缺血性坏死、颈椎和髓核病变、膝关节半月板和十字韧带损伤、类风湿的神经并发症及骨髓炎等的临床检查。可判定滑膜炎症的宏观状况，还可分辨肌炎、筋膜紧张、脂肪渗透和肥厚及炎症消长情况。能清楚显示颈椎脱位、脊髓压迫和脊髓扭曲状态。

（八）经颅多普勒（TCD）检查

经颅多普勒检查指利用超声多普勒效应来检测颅内脑底动脉环上各个主要

动脉血流动力学及血流生理参数的一项无创伤性血管疾病检查方法。可早期诊断脑动脉硬化、脑血管痉挛、闭塞等，尤其对颅内动脉重度狭窄或闭塞引起的缺血性脑血管病，蛛网膜下腔出血所致的脑血管痉挛、动静脉畸形、脑动脉硬化、脑供血不足，以及动脉瘤、颈动脉海绵窦瘘等，有较高的诊断价值。

（九）血栓弹力图（TEG）

血栓弹力图是反映血液凝固动态变化（包括纤维蛋白的形成速度、溶解状态和凝块的坚固性、弹力度）的指标。其临床意义在于评估患者发生血栓、出血性心脑血管事件的风险。

（十）胃镜

胃镜检查能直接观察到被检查部位的真实情况，更可通过对可疑病变部位进行病理活检及细胞学检查，以进一步明确诊断，是上消化道病变的首选检查方法。目前临床上最先进的胃镜是胶囊内镜。

（十一）骨密度

人体骨矿物质含量与骨骼强度和内环境稳定密切相关，它对判断和研究骨骼生理、病理和人的衰老程度以及诊断全身各种疾病均有重要作用。骨密度反映骨质疏松程度，是预测骨折危险性的重要依据。骨密度的测量结果可诊断骨质疏松症，在预测骨质疏松性骨折方面有显著的优越性。

（十二）动脉硬化检查

正常情况下，每个人的血管都会随着年龄的增加而发生改变，表现为大动脉弹性降低、僵硬度增加、血管内径增粗、内中膜厚度增加，以及内膜斑块形成、血管狭窄等。但是由于遗传因素、饮食结构、生活习惯、工作压力等影响因子不同，出现的血管病变的早晚和进展速度都有很大差异。动脉血管病变，增加了对心、脑、肾等重要器官的损害，导致高死亡率、高致残率。早期检查和治疗，可以减少心肌梗死、脑血管意外、猝死等的发生，提高生活质量，延长寿命。早期检测及预防对动脉硬化的发展及转归能起到决定性的作用。

（十三）肝脏弹性检测

可对肝脏硬度、肝脏脂肪变性进行无创及定量检测，适用于各种慢性肝病包括酒精性肝炎、病毒性肝炎、自身免疫性肝病等所导致的肝纤维化、肝硬化、脂肪肝程度的检查。能够快速检测肝脏硬度值、脂肪变数值，精确度高、重复性好。

第二节 体检报告解读内容原则

体检过程中发现的异常指标常常提示相应疾病的发生或发展，及早预防或避免其相关危险因素对疾病的发生与转归有着极其重要的影响。生活中许多疾病的危险因素在体检指标异常的情况下，便成了对健康产生威胁的罪魁祸首。例如，吸烟对健康的危害途径如图 9-2 所示。因此，正确地解读体检报告从而有效地避免相关危险因素能更好地保障人们的健康。

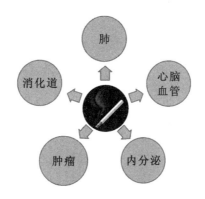

图 9-2 吸烟的危害途径

一、危险因素与体检指标的关系

如表 9-2 所示。

表 9-2 常见的慢性病危险因素与体检指标的关系

疾病	危险因素	体检指标
呼吸系统疾病：慢性阻塞性肺疾病、支气管炎症、肺癌等	年龄、吸烟、呼吸系统疾病史、职业粉尘、家族史、空气污染等	肺功能检查、胸部 X 片、胸部 CT、肿瘤标志物等
心血管系统：高血压、冠心病、缺血性脑卒中等	年龄、吸烟、饮酒、家族史、高血压、高血脂、糖尿病、肥胖、饮食及不良生活习惯、精神压力等	血压、心脏 B 超、体重指数、心电图、颈动脉超声、胸部 X 线、眼底检查、动脉硬化检查、血生化检查、血液流变学、TCD、头部 CT 及 MRI 等

疾病	危险因素	体检指标
消化系统疾病：慢性胃炎、慢性溃疡性结肠炎、肝炎、肝硬化、肝胆结石等	幽门螺杆菌感染、年龄、饮食及不良生活习惯、吸烟、饮酒、长期服药、家族史、精神因素等	^{13}C 或^{14}C 呼气试验、血清幽门螺杆菌抗体检测、血常规、尿常规、大便常规等血生化检查、内镜检查、凝血功能、血沉、腹部平片及 CT 等
泌尿生殖系统：慢性肾病、尿路感染、前列腺增生等	年龄、糖尿病、高血压、肾病家族史、自身免疫系统疾病、贫血、吸烟、心血管疾病、饮食及不良生活习惯如长期憋尿或便秘等	尿常规及尿沉渣检查、血生化检查、直肠指诊、B 超检查等
内分泌及代谢系统：糖尿病、血脂异常、骨质疏松症、甲亢、慢性甲状腺炎等	年龄、肥胖、吸烟、家族史、高血压、血脂异常、饮食习惯、自身免疫疾病、病毒感染、精神因素及严重精神疾病、心脑血管病伴相关不良生活方式等	空腹血糖、糖耐量试验、糖化血红蛋白、尿糖、血脂检查、骨密度、甲状腺激素检查及 B 超等
血液系统疾病：缺铁性贫血、凝血功能异常等	年龄、种族、营养不良、急慢性失血、铁吸收不良、家族史等	血常规、血流动力学、血栓弹力图、凝血功能等
免疫系统：类风湿关节炎、干燥综合征等	年龄、家族史、感染、环境因素等	血沉、血免疫球蛋白全套、X 线、B 超、MRI 等
肿瘤	年龄、性别、家族史、吸烟、饮酒、感染、致癌物接触史等	肿瘤标志物检测、LCT 刷片检测、X 线、B 超、CT、MRI 等

二、体检指标与健康的关系

如表 9-3 所示。

表 9-3　常见体检指标与健康的关系

指标	与健康关系
空腹血糖	增高：①糖尿病、甲亢；②因脱水引起的高血糖，如呕吐、高热等 降低：对抗胰岛素的激素分泌不足如低血糖
糖化血红蛋白	增高提示既往 3 个月血糖偏高

续表

指标	与健康关系
三酰甘油	变化常见于糖尿病、脂肪肝、胰腺炎、肥胖症、消化道疾病、肿瘤、甲亢、肝肾功能低下等
总胆固醇	变化常见于高胆固醇血症、脂肪肝、糖尿病等
高密度脂蛋白	增高：预示动脉粥样硬化的危险度降低 降低：预示动脉粥样硬化的危险度增高。见于脑血管病、冠心病、高脂血症、长期体力活动不足、糖尿病等
低密度脂蛋白	增高：预示心脑血管疾病（缺血性）的危险性增加 降低：过低可增加脑卒中的发病危险 测定前1～2日内高脂饮食将影响结果
脂蛋白A	是高密度脂蛋白（HDL）的主要成分，可代表HDL水平。如降低可见高脂蛋白血症、冠心病、肝硬化等
脂蛋白B	是低密度脂蛋白（LDL）的主要成分，可代表LDL水平。如升高可见高脂蛋白血症提示动脉粥样硬化的危险增高是心脑血管疾病的危险因素
肝功能	
谷丙转氨酶	增高：①传染性肝炎、胆囊炎、脂肪肝等；②心血管病；③骨骼疾病；④一些药物和毒物也可引起该酶增高
谷草转氨酶	增高：①各种肝病引起谷草转氨酶增高；②当心肌梗死6～12小时内该酶显著增高
总蛋白	增高：急性失水、休克、慢性炎症等 降低：营养不良和消耗增加如结核病、甲亢等 肝脏损伤时肝功能合成障碍蛋白质减少
白蛋白	降低：肝功能严重受损时白蛋白下降最明显 腹水形成时白蛋白的丢失和肾病尿液中的丢失
球蛋白	增高：肝硬化、多发性骨髓瘤、结缔组织病、慢性感染等 降低：肾上腺皮质功能亢进、应用免疫抑制剂等
白球比值	降低常见于肝硬化、肝功能不全、慢性肾病等，倒置见于严重肝功能损伤及M蛋白血症
总胆红素	该项检测是肝实质受损及消化系统疾病的灵敏的诊断指标急、慢性肝炎肝癌、梗阻性黄疸时总胆汁酸明显增高
直接胆红素	升高：急慢性肝炎、胆道阻塞、溶血性黄疸、输血后溶血等
间接胆红素	主要用于黄疸类型的鉴别

指标	与健康关系
肾功能尿素	变化常见于急性肾小球肾炎、慢性肾盂肾炎、间质性肾炎、肾功能衰竭、严重脱水、剧烈呕吐、幽门梗阻、肠梗阻、长期腹泻、大量腹水、输尿管结石引起的尿路阻塞等
肌酐	增高：见于各种肾病、肾衰竭、心肌炎、肌肉损伤、尿毒症等 降低：见于进行性肌肉萎缩、白血病、贫血、肝功能障碍、妊娠等
尿酸	增高：痛风、白血病、多发性骨髓瘤、急、慢性肾炎等 降低：妊娠、急性重型肝炎等
尿糖	阳性常见于应激性糖尿、肾性糖尿、妊娠糖尿、甲亢等
尿胆红素	阳性常见于阻塞性黄疸、肝细胞性黄疸、药物影响等
尿酮体	阳性常见于饥饿、呕吐、腹泻、糖尿病性酸中毒等
尿比重	增高：见于心衰、高热、脱水及急性肾炎、糖尿病、呕吐、腹泻等 降低：肾功能不全、尿崩症、过量饮水等
尿潜血	血尿、血型不合的输血、肾炎、肾结核、肾结石、尿路损伤、先天或后天性黄疸等
尿酸碱度	酸性：酸中毒、发热、糖尿病酮症酸中毒、痛风、结石、白血病等 碱性：碱中毒、服用碱性药物、严重呕吐、膀胱炎等
尿蛋白定性试验	阳性为急慢性肾小球肾炎、肾盂肾炎、剧烈运动后或交感神经兴奋、精神紧张等
尿胆原	增加：溶血性黄疸、肝细胞性黄疸等
亚硝酸盐	尿路感染为阳性
尿白细胞	肾盂肾炎、尿路感染、化脓性炎症可能
大便潜血	上消化道出血时，红细胞被消化、破坏，潜血阳性 消化道恶性肿瘤时便潜血阳性 下消化道炎症或内痔也可见于便潜血阳性
白细胞计数	1. 中性粒细胞变化常见于急性感染、化脓性炎症、急性中毒、大出血、严重组织损伤、白血病、恶性肿瘤、自身免疫性疾病、理化损伤、脾功能亢进等 2. 淋巴细胞增高多见于某些感染、排斥反应、放射损伤、免疫缺陷疾病、结核病、血液病 3. 单核细胞增高多见于血液病、结核病、带状疱疹病毒感染、疟疾等 4. 嗜酸性粒细胞变化常见于寄生虫病、过敏性疾病、传染病、手术及烧伤等应激状态、恶性肿瘤等 5. 嗜碱性粒细胞变化多见于荨麻疹、慢性粒细胞白血病等

续表

指标	与健康关系
红细胞计数	生理变化：新生儿 病理性变化：严重吐泻、大面积烧伤 继发性变化：心脏疾患、机体脱水使血液浓缩，长期缺氧刺激骨髓，引起代偿性红细胞增多
血红蛋白	对确诊贫血有临床意义
红细胞压积	增高：脱水浓缩、大面积烧伤、严重呕吐腹泻、尿崩症等 降低：水中毒、妊娠、各种贫血等
网织红细胞计数	增高：见于各种增生性贫血 降低：肾脏疾病、内分泌疾病、溶血性贫血再生危象、再生障碍性贫血等
血小板计数	增多：常见于慢性粒细胞性白血病、真性红细胞增多症、急性感染、急性出血、溶血性贫血等 减低：急性白血病、再生障碍性贫血、化学物质及药物的毒性作用、血小板减少性紫癜、自身免疫性疾病、弥散性血管内凝血等
血细胞沉降率	增快：运动、月经期、妊娠三个月以上、各种炎症、组织损伤、恶性肿瘤、高胆固醇血症 降低：见于红细胞增多症、充血性心功能不全、恶病质、抗感染治疗药物、小红细胞低色素性贫血等
部分活化凝血酶原时间	延长见于内源性凝血因子和纤维蛋白原缺乏，血友病症状者，抗凝物或凝血因子抑制物增多等；缩短见于血栓前状态、血栓性疾病
凝血酶原时间	延长见于外源性凝血因子和纤维蛋白原降低等；缩短见于口服避孕药、高凝状态及血栓性疾等
乳酸脱氢酶	增高见于心肌梗死、急性病毒性肝炎、肝硬化、心衰、恶性肿瘤、贫血、休克等
肌酸激酶	增高：见于心梗、心肌炎、肌肉疾病、心脏手术影响等 降低：长期卧床、甲亢、激素治疗等
碱性磷酸酶	通常作为肝胆疾病和骨骼疾病的临床辅助指标
天门冬氨酸氨基转移酶	见于心肌炎、胸膜炎、肾炎、肺炎等
甲状腺素 T_4	增高：见于甲亢、先天性甲状腺素结合球蛋白增多症、原发性胆汁性肝硬化、妊娠及口服避孕药或雌激素、严重感染、心功能不全、肝脏或肾脏疾病等 降低：见于甲减、缺碘性甲状腺肿、糖尿病酮症酸中毒、心力衰竭等

续表

指标	与健康关系
三碘甲状腺原氨酸 T₃	增高：见于甲亢、多发性甲状腺结节性肿大 降低：甲减、肢端肥大症、肝硬化、肾病综合征、使用雌激素等
促甲状腺激素	增高：见于原发性甲状腺功能减退、伴有甲状腺功能低下的桥本病、外源性促甲状腺激素分泌肿瘤、亚急性甲状腺炎恢复期 减低：垂体性甲状腺功能低下、非促甲状腺激素瘤所致的甲状腺功能亢进，以及摄入阿司匹林、皮质激素及静脉使用肝素
抗甲状腺球蛋白抗体、抗甲状腺过氧化物酶抗体	该值变化常与自身免疫性甲状腺疾病相关
甲胎蛋白	诊断原发性肝癌，阳性率高达 93%～95% 围产期胎儿畸形的判断
癌胚抗原	辅助诊断结肠癌、大肠癌、胰腺癌等多种恶性肿瘤
前列腺特异性抗原	用于前列腺癌的鉴别诊断，监测前列腺癌的进展与疗效
CA-125 癌抗原	40 岁以上女性化验，辅助判断卵巢癌的疗效和复发
人乳头瘤病毒（HPV）	HPV 能引起人体皮肤黏膜的鳞状上皮增殖。目前已分离出 130 多种，其中高危型尤其是 HPV-16、18 与宫颈癌密切相关，HPV-6、11 等低危型与宫颈疣状病变相关

三、根据体检报告预测健康风险

根据体检报告，预估健康风险，及时评估健康危机并及时反馈，早发现、早预防、早治疗，全面管理健康。

健康风险的评估包含：①临床评估，包括体检、门诊、入院、治疗评估等；②健康过程及结果评估，包括健康状态评估、患病危险性评估、疾病并发症评估及预后评估等；③生活方式及健康行为评估，包括膳食、运动等生活习惯的评估；④公共卫生监测与人群健康评估，从人群的角度进行环境、食品安全、职业卫生等方面的健康评估。

全面的健康风险评估需要结合个人相关体检报告及其健康状况、家族遗传史、饮食情况、吸烟情况、睡眠习惯、工作行为、精神及社会因素、体力活动及锻炼等多个部分。常见体检报告健康风险预测如下：

1. 超重和肥胖 是绝大多数疾病的危险因素，当体检报告中 BMI 指数、人体成分及部分生化指标异常时，提示高血压、高血脂、糖尿病、脑卒中等疾病发生和发展风险增大，结合个人既往健康评估。例如当体检报告显示被检者肥胖、血脂异常、动脉硬化时，若受检者本身存在高血脂家族史，且生活饮食习惯不佳，即可明确其存在高血脂疾病风险，应详细诊查与尽早干预，并积极改善体质，合理饮食，加强运动，规避不良生活习惯、控制体重，严重者需于专科进行相应治疗。

2. 肿瘤 当肿瘤标志物检查结果异常，或 B 超、CT 发现占位性病变等情况下，常常提示早期肿瘤、复发性肿瘤等风险较大，应当结合相应症状尽早于相应专科加以诊查。

3. 呼吸系统相关体检报告 胸部 X 线及 CT 等结果对呼吸系统及肺部与心血管系统的风险预估作用显著，这些检查常常可检测呼吸道感染、慢性支气管炎、肺结核、肺部肿瘤等疾病。例如，肺功能检查异常常提示肺支气管非阻塞性病变，X 线检查可发现肺炎、肺结核等，CT 检查如提示占位性病变则应高度怀疑肺部肿瘤。结合相应血生化检查及其他辅助检查，进一步排查相应疾病，同时应戒烟酒、预防呼吸道感染、增强抵抗力、避免职业暴露、做好空气污染时室外活动防护措施等。

4. 心血管系统相关体检报告 血压、血脂、动脉硬化检查、心电图、心脏 B 超、心肌酶谱报告结果异常可发现心律失常、高血压、冠心病、心肌病、心脏瓣膜病、心包疾病等心血管疾患风险，同时可结合 B 超、X 线或 CT 等检查有无器质性病变，根据报告结果异常进一步诊查，尽早干预，做到健康饮食、戒烟酒、规律作息、增强运动，努力调节精神及心理压力，控制血压、血糖、血脂、体质指数、监测重要指标，必要时于心血管专科进行药物治疗，严重者甚至需手术治疗。

5. 消化系统体检报告 胃肠镜、幽门螺杆菌检测、肝脏弹性检测、肝胆脾胰 B 超、肝功能检测、病毒性肝炎抗体检测等结果异常时，可发现胃炎、胃溃疡、肝硬化、肝胆结石、肝炎、脂肪肝及相关肿瘤等疾病风险，根据报告结果异常可积极干预和治疗、戒烟酒、改善不良生活习惯、避免感染、增强抵抗力、控制已有疾病的发展，需要手术干预的及早行相关手术治疗等。

6. 泌尿生殖系统检测报告 肾脏 B 超、肾功能、尿常规报告异常，常提示慢性肾病、尿路感染、前列腺疾病、尿路结石等疾病风险，根据报告异常结果，控制原发病，健康饮食，监控血压、血糖、血脂，养成良好生活习惯，从而避免疾病进一步发展，改善生活质量。

7. 内分泌及代谢系统检查报告 甲状腺功能、甲状腺 B 超、空腹血糖、糖化血红蛋白、血脂检查相关报告异常时，可能提示甲状腺炎、甲状腺结节或肿瘤、糖尿病、血脂异常等疾病风险较大，根据系统器质性或功能性病变，积极预防和诊治，合理运动，减缓压力、健康饮食、戒烟戒酒、加强营养、避免感染等等。

8. 血液系统检查报告 血常规、血生化及免疫检查结果异常，提示贫血、血液病如白血病、骨髓增生性疾病、脾亢、紫癜性疾病等风险存在。早期筛查血液疾病对其病程发展意义重大。

9. 结缔组织和风湿免疫疾病检查报告 类风湿因子检测、骨密度、血尿酸等结果异常时，可提示类风湿关节炎、骨质疏松症、痛风等风湿性疾病风险，以上检查结果异常时，积极改善机体体质、避免感染、增强营养、合理饮食、避免相关关节进一步磨损，改变不良生活方式及加强护理等对疾病治疗有极大帮助。

10. 其他检查报告 乳腺 B 超结果异常可提示乳腺增生、乳腺结节、乳腺肿瘤。颈动脉 B 超结果异常可提示颈动脉硬化、颈动脉狭窄。宫颈细胞学检查及子宫附件 B 超等检测结果异常提示宫颈炎症或肿瘤、感染、子宫及附件相关病变，眼耳鼻喉口腔系统检查时，其检测结果异常可提示相应器官病变指导对应诊疗。

不同职业、不同地区、不同年龄等因素导致个体健康风险预测不同，着重检测项目也可因人而异，根据专业指导意见定期健康检查，根据各项体检报告结果是否异常，结合个人健康风险评估，及时预测相关健康风险，做到早期发现、诊断相关疾病，定期检测，早期干预及治疗，从而保障健康生活。

第三节 如何合理制定体检计划

一、体检分类

体检根据需求种类可大致分为个人体检、入职体检、团体体检、公务员体检、入伍体检、驾驶员体检等；根据年龄可分为学生体检、青年体检、中年体检、老年体检；根据专项要求可分为婚前体检、孕前（生殖）体检、特殊从业人员职业病体检等。随着社会整体生活水平提高，常规体检已不足以满足部分群体的健康管理需求，个性化体检随之越来越被重视。

二、个性化体检之"1＋X"体系

（1）中华医学会健康管理学分会倡导采用"1＋X"体系框架，"1"为基本体检项目，包括健康体检自测问卷、体格检查、实验室检查、辅助检查、体检报告首页 5 个部分；"X"为专项体检项目，包括主要慢性非传染性疾病风险筛查及健康体适能检查项目。受检者在保证完成基本项目的前提下，选择适合自身状况的专项检查，从而制定个性化体检套餐。主要内容如图 9-3、图 9-4 所示。

一般检查：身高、体重、腰围、臀围、体质指数、血压、心率、脉搏	物理检查：内科、外科、眼科、耳鼻喉科、口腔科、妇科、皮肤科
"1"为基础检查	
实验室检查：血常规、尿常规、大便常规及潜血、肝功能、肾功能、血脂、血糖、宫颈细胞学刷片	辅助检查：心电图检查、X线检查、超声检查

图 9-3 个性化健康检查的"1"

X为专项检查	呼吸系统疾病检查	肺通气功能、血沉、胸片、胸部 CT、纤支镜、肿瘤标志物等
	消化系统疾病检查	幽门螺杆菌抗原测定、^{13}C 呼气试验、肝炎病毒抗体检测、大便常规＋潜血、胃镜、肠镜、钡餐、肝脏硬度脂肪含量检测、肿瘤标志物、腹部 CT
	心血管系统疾病检查	凝血功能、超敏 C 反应蛋白、同型半胱氨酸、血流动力学检测、血栓弹力图、肾素、血管紧张素、醛固酮、血液流变学、心肌酶谱、心电图、胸部 X 线、眼底血管照相、心脏超声、动态心电图、动态血压监测、心得安试验、颈动脉超声、脑血管多普勒、动脉硬化检测、头部 CT、头部 MR、冠脉 CT、肿瘤标志物
	内分泌系统疾病检查	空腹血糖、餐后 2 小时血糖、糖化血红蛋白、糖化血清白蛋白（GA）、口服糖耐量试验（OGTT）、C 肽、胰岛素、超敏 C 反应蛋白、同型半胱氨酸、眼底血管照相
	甲状腺疾病检查	甲状腺功能、尿碘检测、甲状腺超声、甲状腺核素显像、甲状腺细针抽吸活组织检查
	风湿免疫疾病检查	超敏 C 反应蛋白、风湿三项、血沉、免疫球蛋白

图 9-4 个性化健康检查的"X"

（2）"1＋X"体系可依据年龄、职业、系统疾病、初检、检后、孕检等不同目的个性化制定。例如，以年龄区段形成的"X"体系及育龄期个性化检查如图 9-5、图 9-6。

20～29 岁
☆幽门螺杆菌抗原测定、乙型肝炎病毒检测、宫颈细胞学检查（女性）、骨密度、颈椎 X 片、HPV（女性）、鳞状上皮细胞癌抗原（女性）、癌胚抗原（女性）等

30～39 岁
☆心脏超声、甲状腺超声、甲状腺功能、部分肿瘤标志物、钼靶（女性）、糖链抗原 15-3（女性）、糖链抗原-125（女性）等

40～49 岁
☆同型半胱氨酸、胃镜、肠镜、风湿三项、肿瘤标志物全套、EB 病毒检测、总前列腺特异性抗原（男性）、游离前列腺特异性抗原（男性）等

50～59 岁
☆脑血管多普勒（TCD）、头部磁共振、血栓弹力图、血流动力学、肺部 CT、骨密度、肝脏硬度检查、动脉硬化检测、全套肿瘤标志物等

60 岁以上
☆颈腰椎 X 片、颈动脉超声

图 9-5　不同年龄人群的个性化健康检查

育龄期个性化检验
人体成分、甲状腺功能、甲状腺超声、性激素、尿沉渣、性传播疾病、肝炎病毒抗体检测、TORCH、宫颈细胞学检查、人乳头瘤病毒检测、精液常规、卵巢功能检查、遗传病基因检测等

图 9-6　育龄期人群的个性化健康检查

三、个性化体检的制定原则

（1）选择专项检查时，请参考基本项目内容，避免重复检查。

（2）优生优育检查中，部分项目需于生殖专科检测。

（3）未婚、怀孕、备孕及其他特殊情况（如造影剂过敏等）请规避相关禁查项目。

（4）年龄个性化体系中，每个年龄段的检查应该覆盖上一年龄段，不同年龄人群初次体检可进行全面的健康检查，而同一年龄段规律逐年体检者，可减少部分项目的检查频次（即部分项目非每年必检）。

（5）不同慢性疾病所需检查项目根据病程长短或出现并发症等原因，可加以覆盖相关系统的专项检查。

（6）该体系因人因时而异，初筛、复检及异常项目延伸的专项检查等皆应制定较全面的个性化的体检套餐。

四、健康体检注意事项

（1）体检前需禁食 8 小时以上，存在长期的慢性基础病，如高血压患者，长期且规律的服用降压药应继续服用，服药需要可少量饮水，总量不宜超过 100 mL。

（2）体检前一天，饮食不应有太大变化。正常饮食，忌暴饮暴食，特别不要喝酒，不要进食过于油腻或太甜、太咸的食物，以免影响化验结果。

（3）体检当天的衣着应宽松，以便穿脱。不宜穿戴含有金属饰品的服装。

（4）怀孕者或备孕者请规避 X 线及 CT 检查。女性妇科检查及留置尿标本时，请避开经期。

（5）子宫附件、前列腺、膀胱 B 超检查前须憋尿。

总之，在个性化的健康管理中，定期的健康检查只是健康管理的冰山一角，除了实验室检查、辅助仪器检查等体检项目所涵盖的体检范围，检前自测问卷、心理健康检查评估、检后管理也是健康管理的重中之重，良好的生活习惯，合理的情绪管理，以及适当运动同样缺一不可。相信随着健康管理学的日益发展，将会为守护全民健康提供更有力的保障。

杨 锐 但 超

附 录

附录1　45～49岁男子危险分数转换表

测量项目		结果	危险分数	测量项目		结果	危险分数
（一）心脏病	收缩压（mmHg）	200	3.9	（一）心脏病	体重	超过正常60%	1.4
		180	2.7			超过正常40%	1.2
		160	1.6			超过正常20%	1.1
		140	1.0			正常	1.0
		120	0.7			低体重	0.8
	舒张压（mmHg）	105	2.7	（二）肺癌	吸烟（每日）	40支	2.0
		100	1.4			20～39支	1.9
		95	1.2			10～19支	1.3
		90	1.0			1～9支	0.8
		85	0.9			无	0.6
		80	0.8	（三）肝硬化	饮酒	1周12杯	5.0
	胆固醇（g/L）	2.80	1.5			1周6杯	2.0
		2.20	0.7			少量	1.0
		1.80	0.5			不饮	0.2
	糖尿病	有	5.4		肝炎史	有	2.0
		已控制	2.7			控制	1.5
		无	1.0			无	1.0
	体育活动	静坐作业	1.3		血吸虫病史	有	2.0
		少活动	1.1			已控制	1.5
		适当活动	0.9			无	1.0
		经常活动	0.8	（四）自杀	压抑	常有	2.5
	家族史	父母亲70岁前死于心脏病	1.6			无	1.0
		有1人死于心脏病	1.2		家族史	有	2.5
		无心脏病家族史	0.8			无	1.0
	吸烟（每日）	40支以上	2.0	（五）车祸	饮酒	1周12杯	5.0
		20～39支	1.5			1周6杯	2.0
		10～19支	1.1			少量	1.2
		1～9支	0.8			不饮	1.0
		无	0.7				

续表

测量项目		结果	危险分数	测量项目		结果	危险分数
（六）脑血管病	收缩压（mmHg）	200	3.3	（七）肠癌	肠息肉	有	2.5
		180	2.2			无	1.0
		160	1.4		肛门出血	有	3.0
		140	0.9			无	1.0
		120	0.6		每年直肠镜检	有	1.0
	舒张压（mmHg）	105	2.0			无	2.0
		100	1.6	（八）凶杀	拘留史	有	2.0
		95	1.3			无	1.0
		90	1.0		凶器携带	有	2.5
		85	0.8			无	1.0
		80	0.7	（九）肺炎	饮酒	有	1.5
	胆固醇（g/L）	2.80	1.5			无	1.0
		2.20	1.0		肺气肿	有	2.0
		1.80	0.5			无	1.0
	糖尿病	有	3.0		既往肺炎史	有	1.5
		有控制	2.5			无	0.8
		无	1.0	（十）糖尿病	体重	超过正常体重	2.0
	吸烟	有	1.2			正常	1.0
		无	1.0		家族史	有	2.5
						无	1.0

注：若危险因素的测量值不能直接从表中查出，可根据相邻两个测量值的危险因素进行估算，或用内插法计算。

附录2　健康生活习惯量表

项目	从不	很少	时常	经常	总是
1. 刷牙	☐	☐	☐	☐	☐
2. 足够的休息	☐	☐	☐	☐	☐
3. 参加强度大的体育运动	☐	☐	☐	☐	☐

续表

附录2　健康生活习惯量表

项目	从不	很少	时常	经常	总是
4. 喝水	☐	☐	☐	☐	☐
5. 伸展锻炼	☐	☐	☐	☐	☐
6. 吸毒或其他成瘾类药物	☐	☐	☐	☐	☐
7. 过度进食	☐	☐	☐	☐	☐
8. 吸烟	☐	☐	☐	☐	☐
9. 吃垃圾食品	☐	☐	☐	☐	☐
10. 狼吞虎咽地进食	☐	☐	☐	☐	☐

评价方法：

（1）按每种行为的参与程度进行5级评定：①从不（在任何情况下，你从未进行过这种行为）；②很少（你每年从事该行为几次）；③时常（你从事行为每月几次）；④经常（你从事行为每周几次）；⑤总是（只要有机会你就会从事这一行为）。

（2）对参与程度赋值计算分数，为0（从不）到4（总是）分，对健康习惯量表进行评分。测试成绩为五个健康行为的总得分减去五个不良行为的总得分。得分范围为＋20到－20。得分为越高，说明生活方式越健康。如测试者在5个健康条目上得分为10分，在不良行为上得分为5分，则其最终得分为（10－5＝5分），说明目前的生活方式总体还是促进健康的；相反，如果最终得分（5－15＝－10），这说明现在的生活方式需要改变。要注意，凡是不良生活方式条目上出现参与度为经常（即选择④）及以上，都要引起重视，该生活方式可能正在损害你的健康。

附录3　健康促进生活方式问卷（HPLP）

指导语：这份问卷的内容是关于你目前的生活情况。请尽可能回答所有问题，并勾出你所选择的答案。

项目	从不	有时	经常	总是
1. 你会不会与亲密好友谈及自己的问题、同时也关心他们？	☐	☐	☐	☐
2. 你会不会选择低脂肪、低饱和脂肪和低胆固醇食物？	☐	☐	☐	☐
3. 当你出现任何不寻常的症状时，你会告诉医生或护士等专业人士吗？	☐	☐	☐	☐
4. 你会不会执行已经定好的运动计划？	☐	☐	☐	☐
5. 你有充足的睡眠吗？	☐	☐	☐	☐
6. 你是不是觉得自己仍然持续好的成长及向好的改变？	☐	☐	☐	☐

项目	从不	有时	经常	总是
7. 你是不是乐于称赞其他人的成就？	☐	☐	☐	☐
8. 你会不会刻意减少吸收糖分及糖类食物？	☐	☐	☐	☐
9. 你会不会阅读或收看关于促进健康的书籍或电视节目？	☐	☐	☐	☐
10. 你会不会积极从事运动，每星期至少 3 次，每次至少 20 min。例如，快步走、骑单车、爬楼梯？	☐	☐	☐	☐
11. 你会不会每天都安排好时间，给自己休息？	☐	☐	☐	☐
12. 你有没有生活目标？	☐	☐	☐	☐
13. 你会不会令你的人际关系持续和更美好吗？	☐	☐	☐	☐
14. 你会不会每天吃足够的淀粉类食物，例如，6～11 块面包、3～5 碗麦片、半碗到 3 碗饭或 3～5 碗面条等？	☐	☐	☐	☐
15. 你会不会详细询问医护人员给你的意见、以求明白？	☐	☐	☐	☐
16. 你会不会从事轻度至中度的体力活动（例如，每星期运动 5 次以上、每次持续步行 30～40 min)？	☐	☐	☐	☐
17. 你会不会勇于面对自己无法改变的事实？	☐	☐	☐	☐
18. 你会不会对未来的日子有所期待？	☐	☐	☐	☐
19. 你会不会抽出时间，与亲朋好友相处？	☐	☐	☐	☐
20. 你会不会每天吃水果，如 2～3 个苹果，或 1～2 根香蕉等？	☐	☐	☐	☐
21. 当你对医护人员的建议有疑问时，你会不会寻求第二位专家的意见？	☐	☐	☐	☐
22. 你会不会参加休闲性或娱乐性的运动（如游泳、跳舞、骑脚踏车等)？	☐	☐	☐	☐
23. 每晚睡觉前，你会不会回想一些令你开心的事情？	☐	☐	☐	☐
24. 你会不会常常感觉到内心的满足及平和？	☐	☐	☐	☐

项目	从不	有时	经常	总是
25. 你会不会很容易地表达出对他人的关怀爱心？	☐	☐	☐	☐
26. 你会不会每天吃蔬菜？例如，1～3 碗蔬菜，或 1～3碗茄子等？	☐	☐	☐	☐
27. 你会不会和医护人员讨论自己的健康问题？	☐	☐	☐	☐
28. 你会不会每星期至少做 3 次伸展运动？如拉筋、压腿……	☐	☐	☐	☐
29. 你会不会找方法来舒缓自己的压力？	☐	☐	☐	☐
30. 你会不会为追求人生的长远目标而努力？	☐	☐	☐	☐
31. 你会不会与你关心的人保持紧密的联系？	☐	☐	☐	☐
32. 你会不会每天都饮用 1～2 盒（240 mL）鲜奶？	☐	☐	☐	☐
33. 你会不会每个月自我检查身体一次、留意身体有没有变化或发生危险征兆？	☐	☐	☐	☐
34. 在日常生活中，你会不会找机会做运动（例如，舍电梯而用楼梯、少搭巴士而多步行等)？	☐	☐	☐	☐
35. 你会不会设法在工作和娱乐之间取得平衡？	☐	☐	☐	☐
36. 你会不会感到每天的生活都是充满趣味和具有挑战性的？	☐	☐	☐	☐
37. 你会不会找方法满足精神和性的需要？	☐	☐	☐	☐
38. 你会不会每天都吃 100～150 g 瘦肉或鸡或鱼或 2～3个蛋、豆类或坚果？	☐	☐	☐	☐
39. 你会不会向专业的医护人员，请教如何自我照顾的方法？	☐	☐	☐	☐
40. 你会不会在运动时，测量自己的脉搏？	☐	☐	☐	☐
41. 你会不会每天用 15～20 min 的时间，去练习放松或冥想？	☐	☐	☐	☐
42. 你会不会思考：在自己的生命中，什么是最重要的？	☐	☐	☐	☐
43. 你会不会从关怀你的亲朋好友中得到支持？	☐	☐	☐	☐
44. 你会不会留意食品包装上有关营养成分、脂肪和钠含量的卷标？	☐	☐	☐	☐
45. 你会不会参加促进个人健康的教育课程？	☐	☐	☐	☐
46. 运动时，你会不会达到自己的目标心率？	☐	☐	☐	☐

续表

项目	从不	有时	经常	总是
47. 你会不会自我调节，以免过分疲劳？	☐	☐	☐	☐
48. 你会不会感到有某种超过自我的力量在身旁？	☐	☐	☐	☐
49. 你会不会用讨论和折中的办法，来解决和别人的冲突？	☐	☐	☐	☐
50. 你会不会每天吃早餐？	☐	☐	☐	☐
51. 你会不会在有需要时，寻求辅导、咨询或协助？	☐	☐	☐	☐
52. 你会不会乐于接受新的体验及新的挑战（例如，做一些从未做过的事、到一个陌生的地方等)？	☐	☐	☐	☐

评价方法：

健康促进生活质量量表从 6 个方面进行评价，每个条目对应的子量表为：

(1) 健康责任：问题条目 3、9、15、21、27、33、39、45、51。

(2) 体育活动：问题条目 4、10、16、22、28、34、40、46。

(3) 营养：问题条目 2、8、14、20、26、32、38、44、50。

(4) 精神成长：问题条目 6、12、18、24、30、36、42、48、52。

(5) 人际关系：问题条目 1、7、13、19、25、31、37、43、49。

(6) 压力管理：问题条目 5、11、17、23、29、35、41、47。

评价步骤： ①每个项目单独记分，"从不" = 1；"有时" = 2；"经常" = 3；"总是" = 4；②计算整体健康促进生活方式的分数，量表总分在 52～208 分之间，得分越高，表示其健康促进生活方式水平越好。得分在 52～126 分之间表示生活方式不健康，>126 分为健康生活方式；③计算 6 个子量表的分数，评价子量表项目的平均值，即把某一子量表上所有条目得分相加再计算均值，来判断被测者在该方面的生活方式是否健康，在某一子量表上均分越高，表示在对应生活方式上越健康（一般要求均分 2.5 分以上）。例如，在体育锻炼这个子量表，总共 8 个条目，如果在这 8 个上面的总得分为 16，则均分为（16/8＝2）分，因为没有达到 2.5 分，说明仍有待提高和改善，应该在体育锻炼方面加强。

附录 4　个人生活方式问卷

下面的评定量表可以帮助你了解自己的生活方式。注意：这个量表分 6 部分，每个题目共 3 个选择。请你在符合你的情况上画"√"。

	项目	一直	有时	从未
吸烟	1. 我避免吸烟	☐	☐	☐
	2. 我偶尔吸烟，且仅吸低焦油和低尼古丁的香烟	☐	☐	☐

	项目	一直	有时	从未
酒精和药物	1. 我避免喝酒	☐	☐	☐
	2. 我一天喝酒不超过一次	☐	☐	☐
	3. 当服某些药（如安眠药、止痛药、感冒药等）时，我不喝酒	☐	☐	☐
	4. 当我服药时，我遵循医嘱	☐	☐	☐
饮食习惯	1. 我每日吃各种食物	☐	☐	☐
	2. 我少吃高脂肪的食物	☐	☐	☐
	3. 我少吃盐含量高的食物	☐	☐	☐
	4. 我避免吃太多的甜食	☐	☐	☐
锻炼和体能	1. 我保持理想的体重，避免过重或太轻	☐	☐	☐
	2. 我一周至少进行 3 次有氧练习（如跑步、游泳、散步等），每次 15～30 min	☐	☐	☐
	3. 我一周至少进行 3 次以提高力量为主的运动（如健美操、各种力量练习等），每次 15～30 min	☐	☐	☐
	4. 我常利用业余时间参与个人的、家庭的或集体的活动（如打保龄球、球类运动等）	☐	☐	☐
应激控制	1. 我喜欢学习或其他工作	☐	☐	☐
	2. 我发现自己容易放松和自在地表达情感	☐	☐	☐
	3. 我常对可能有压力的事件和情景早作准备	☐	☐	☐
	4. 我有亲密的朋友、亲戚，能与他们讨论隐私	☐	☐	☐
	5. 我常参与集体活动	☐	☐	☐
安全	1. 我睡觉前会检查门是否关好	☐	☐	☐
	2. 我骑自行车或开车时不追求速度	☐	☐	☐
	3. 我不乱穿马路	☐	☐	☐
	4. 当使用有害物质或产品（如电线板开关、灭蚊子的药水等）时，我会很小心	☐	☐	☐
	5. 我从不在床上吸烟	☐	☐	☐

评价方法：

该量表的总分能反映被试者的生活方式总体状况，问卷总分得分越高，表示生活方式总体越健康。6个分量表的得分分别反映被试者6个方面的生活方式现状,在某一子量表上得分越高,表示在对应生活方式上越健康。

该问卷为3级评分,依次为一直、有时、从未,分别计为2分、1分和0分。每个分量表得分之和即为量表总得分。得分9~10分,说明你意识到某一方面对你健康的重要性,并已注意保持良好的生活习惯;得分6~8分,说明你在某一方面有良好的生活习惯,但仍有一些需要改进的地方;得分3~5分,说明你存在健康方面的问题,需要咨询医生如何减少健康方面存在的潜在危险。得分0~2分,说明你存在着健康方面的潜在危险,但你可能并没有意识到危险的存在。需要注意的是,对于吸烟这一子量表而言,得分3~4分说明你保持着良好的生活习惯,0~1分意味着你有健康方面的潜在危险。

附录5 症状自评表(SCL-90)

注意:以下表格中列出了有些人可能会有的问题,请仔细阅读每一条,然后根据最近一星期以内下述情况影响你的实际感觉,在5个方格中选择一格,画"√"。

症状	没有	很轻	中等	偏重	严重
	1	2	3	4	5
1. 头痛	☐	☐	☐	☐	☐
2. 神经过敏,心中不踏实	☐	☐	☐	☐	☐
3. 头脑中有不必要的想法或字句盘旋	☐	☐	☐	☐	☐
4. 头昏或昏倒	☐	☐	☐	☐	☐
5. 对异性的兴趣减退	☐	☐	☐	☐	☐
6. 对旁人责备求全	☐	☐	☐	☐	☐
7. 感到别人能控制你的思想	☐	☐	☐	☐	☐
8. 责怪别人制造麻烦	☐	☐	☐	☐	☐
9. 忘记性大	☐	☐	☐	☐	☐
10. 担心自己的衣饰整齐及仪态的端正	☐	☐	☐	☐	☐
11. 容易烦恼和激动	☐	☐	☐	☐	☐
12. 胸痛	☐	☐	☐	☐	☐
13. 害怕空旷的场所或街道	☐	☐	☐	☐	☐
14. 感到自己的精力下降,活动减慢	☐	☐	☐	☐	☐
15. 想结束自己的生命	☐	☐	☐	☐	☐
16. 听到旁人听不到的声音	☐	☐	☐	☐	☐
17. 发抖	☐	☐	☐	☐	☐
18. 感到大多数人都不可信任	☐	☐	☐	☐	☐
19. 胃口不好	☐	☐	☐	☐	☐
20. 容易哭泣	☐	☐	☐	☐	☐

症状	没有	很轻	中等	偏重	严重
21. 同异性相处时感到害羞不自在	☐	☐	☐	☐	☐
22. 感到受骗、中了圈套或有人想抓住你	☐	☐	☐	☐	☐
23. 无缘无故地突然感到害怕	☐	☐	☐	☐	☐
24. 自己不能控制地大发脾气	☐	☐	☐	☐	☐
25. 怕单独出门	☐	☐	☐	☐	☐
26. 经常责怪自己	☐	☐	☐	☐	☐
27. 腰痛	☐	☐	☐	☐	☐
28. 感到难以完成任务	☐	☐	☐	☐	☐
29. 感到孤独	☐	☐	☐	☐	☐
30. 感到苦闷	☐	☐	☐	☐	☐
31. 过分担忧	☐	☐	☐	☐	☐
32. 对事物不感兴趣	☐	☐	☐	☐	☐
33. 感到害怕	☐	☐	☐	☐	☐
34. 你的感情容易受到伤害	☐	☐	☐	☐	☐
35. 旁人能知道你的私下想法	☐	☐	☐	☐	☐
36. 感到别人不理解你不同情你	☐	☐	☐	☐	☐
37. 感到人们对你不友好，不喜欢你	☐	☐	☐	☐	☐
38. 做事必须做得很慢以保证做得正确	☐	☐	☐	☐	☐
39. 心跳得很厉害	☐	☐	☐	☐	☐
40. 恶心或胃部不舒服	☐	☐	☐	☐	☐
41. 感到比不上他人	☐	☐	☐	☐	☐
42. 肌肉酸痛	☐	☐	☐	☐	☐
43. 感到有人在监视你，谈论你	☐	☐	☐	☐	☐
44. 难以入睡	☐	☐	☐	☐	☐
45. 做事必须反复检查	☐	☐	☐	☐	☐
46. 难以做出决定	☐	☐	☐	☐	☐
47. 怕乘电车、公共汽车、地铁或火车	☐	☐	☐	☐	☐
48. 呼吸有困难	☐	☐	☐	☐	☐

症状	没有	很轻	中等	偏重	严重
49. 一阵阵发冷或发热	☐	☐	☐	☐	☐
50. 因为感到害怕而避开某些东西、场合或活动	☐	☐	☐	☐	☐
51. 脑子变空了	☐	☐	☐	☐	☐
52. 身体发麻或刺痛	☐	☐	☐	☐	☐
53. 喉咙有梗死感	☐	☐	☐	☐	☐
54. 感到前途没有希望	☐	☐	☐	☐	☐
55. 不能集中注意	☐	☐	☐	☐	☐
56. 感到身体的某一部分软弱无力	☐	☐	☐	☐	☐
57. 感到紧张或容易紧张	☐	☐	☐	☐	☐
58. 感到手或脚发重	☐	☐	☐	☐	☐
59. 想到死亡的事	☐	☐	☐	☐	☐
60. 吃得太多	☐	☐	☐	☐	☐
61. 当别人看着你或谈论你时感到不自在	☐	☐	☐	☐	☐
62. 有一些不属于你自己的想法	☐	☐	☐	☐	☐
63. 有想打人或伤害他人的冲动	☐	☐	☐	☐	☐
64. 醒得太早	☐	☐	☐	☐	☐
65. 必须反复洗手、点数目或触摸某些东西	☐	☐	☐	☐	☐
66. 睡得不稳不深	☐	☐	☐	☐	☐
67. 有想摔坏或破坏东西的冲动	☐	☐	☐	☐	☐
68. 有一些别人没有的想法和念头	☐	☐	☐	☐	☐
69. 感到对别人神经过敏	☐	☐	☐	☐	☐
70. 在商店或电影院等人多的地方感到不自在	☐	☐	☐	☐	☐
71. 感到任何事情都很困难	☐	☐	☐	☐	☐
72. 一阵阵恐惧或惊恐	☐	☐	☐	☐	☐
73. 感到在公共场合吃东西很不舒服	☐	☐	☐	☐	☐
74. 经常与人争论	☐	☐	☐	☐	☐
75. 单独一个人时神经很紧张	☐	☐	☐	☐	☐
76. 别人对你的成绩没有做出恰当的评价	☐	☐	☐	☐	☐

症状	没有	很轻	中等	偏重	严重
77. 即使和别人在一起也感到孤单	□	□	□	□	□
78. 感到坐立不安心神不定	□	□	□	□	□
79. 感到自己没有什么价值	□	□	□	□	□
80. 感到熟悉的东西变得陌生或不像是真的	□	□	□	□	□
81. 大叫或摔东西	□	□	□	□	□
82. 害怕会在公共场合昏倒	□	□	□	□	□
83. 感到别人想占你的便宜	□	□	□	□	□
84. 为一些有关"性"的想法而很苦恼	□	□	□	□	□
85. 你认为应该因为自己的过错而受到惩罚	□	□	□	□	□
86. 感到要赶快把事情做完	□	□	□	□	□
87. 感到自己的身体有严重问题	□	□	□	□	□
88. 从未感到和其他人很亲近	□	□	□	□	□
89. 感到自己有罪	□	□	□	□	□
90. 感到自己的脑子有毛病	□	□	□	□	□

总分＝　　　　　　　　总均分＝

因子分：因子1：　　　因子2：　　　因子3：　　　因子4：　　　因子5：

　　　　因子6：　　　因子7：　　　因子8：　　　因子9：

评定方法：

SCL-90 包括 90 个题目，分为 10 个因子。

1. 各因子意义及包含条目

(1) 躯体化 包括 1、4、12、27、40、42、48、49、52、53、56、58 共 12 项。主要反映主观的身体不适感。

(2) 强迫症状 包括 3、9、10、28、38、45、46、51、55、65 共 10 项。主要指那些明知没有必要，但又无法摆脱的无意义的思想、冲动和行动等表现。

(3) 人际关系敏感 包括 6、21、34、36、37、41、61、69、73 共 9 项。主要指某些个人不自在感与自卑感，尤其是在与其他人相比较时更突出。自卑感、懊丧以及在人事关系明显相处不好的人，往往这一因子得分较高。

(4) 忧郁：包括 5、14、15、20、22、26、29、30、31、32、54、71、79 共 13 项。反映忧郁苦闷的感情和心境，对生活的兴趣减退，缺乏活动愿望，丧失活动力等。该因子中有几个项目包括了死亡、自杀等概念，若出现阳性作答，必需高度重视。

（5）焦虑：包括2、17、23、33、39、57、72、78、80、86共10个项目。包括一些通常在临床上明显与焦虑症状相关联的症状与体验。一般指那些无法静息、神经过敏、紧张及由此产生的躯体征象（如震颤）。

（6）敌对：包括11、24、63、67、74、81共6项。主要从思想、感情及行动三方面来反映患者的敌对表现。其项目包括从厌烦、争论、摔物直至争斗和不可抑制的冲动暴发等方面。

（7）恐怖：包括13、25、47、50、70、75、82共7项。与传统的恐怖状态或广场恐惧症所反映的内容基本一致，恐惧的对象包括出门旅行、空旷场地、人群或公共场合及交通工具。此外，还有反映社交恐怖的项目。

（8）偏执：包括8、18、43、68、76、83共6项。偏执是一个十分复杂的概念，本因子只是包括了他的一些基本内容，主要是指思维方面，如投射性思维、敌对、猜疑、关系妄想、妄想、被动体验和夸大等。

（9）精神病性：包括7、16、35、62、77、84、85、87、88、90共10项。其中有幻听、思维播散、被控制感、思维被插入等反映精神分裂症有关的项目。

（10）其他：包括19、44、59、60、64、66、89共7项。反映睡眠及饮食情况。

2. 评定方法与指标　该量表采用五级评分，个体对照每个条目（题目）根据自己最近一周情况进行评定。五级评分标准如下：

（1）无：自觉无该症状，计"1分"。

（2）轻度：自己有该症状，但对受检者并无影响，或影响轻微，计"2分"。

（3）中度：自己有该症状，并对受检者有一定影响，计"3分"。

（4）偏重：自己有该症状，并对受检者有相当程度的影响，计"4分"。

（5）严重：自己该症状的频度和强度都十分严重，并对受检者有严重影响，计"5分"。

SCL-90的评价指标主要为两项，即总分与因子分。

总分：将90个项目的各单项得分相加，即为总分。总均分＝总分/90，表示总的来看，自我感觉介于1～5的哪一范围内。

因子分：SCL-90有10个因子分别反映出患者的某一方面的情况，通过因子分可以了解患者的症状分布特点。

因子分＝组成某一因子的各项目总分组成/某一因子的项目数

被试者的得分越高，表明其心理健康水平越低；得分越低，则表明心理健康水平越高。按照中国常模结果，如果SCL-90总分超过160分，因子分超过2分就应做进一步检查；总分大于200分说明有很明显的心理问题，可求助于心理咨询；总分大于250分则心理问题严重，需要做医学方面的详细检查，并且可能需要做针对性的心理治疗或在医生的指导下服药。

3. 应用评价与注意事项　SCL-90评定的时间范围是"现在"或者是"最近一个星期"，这一点评定中往往被忽视，从而产生一些误差。另外，SCL-90不是一个诊断量表，不能要求其立即给出各项临床诊断结果。过于严重的精神疾患者，如思维极为散漫的急性精神分裂症或躁狂症，重度阻滞的抑郁症，或者不合作的病例，不宜用SCL-90自评量表。

附录 6-1 抑郁自评表（SDS）

填表注意事项：下面有 20 条文字，请仔细阅读每一条，把意思弄明白，然后根据你最近一星期的实际情况在右侧相对应的适当数字上打上"√"，表示：没有或很少时间；小部分时间；相当多时间；绝大部分或全部时间。

姓名　　　　性别　　　　年龄　　　　编号
诊断　　　　　　　　　日期　　　　第　　次评定

项目	没有或很少时间	小部分时间	相当多时间	绝大部分或全部时间
1. 我觉得闷闷不乐，情绪低沉	1	2	3	4
2. 我觉得一天之中早晨最好	4	3	2	1
3. 我一阵阵哭出来或觉得想哭	1	2	3	4
4. 我晚上睡眠不好	1	2	3	4
5. 我吃得跟平常一样多	4	3	2	1
6. 我与异性密切接触时和以往一样感到愉快	4	3	2	1
7. 我发觉我的体重在下降	1	2	3	4
8. 我有便秘的苦恼	1	2	3	4
9. 我心跳比平时快	1	2	3	4
10. 我无缘无故地感到疲乏	1	2	3	4
11. 我的头脑跟平常一样清楚	4	3	2	1
12. 我觉得常做的事情并没有困难	4	3	2	1
13. 我觉得不安而平静不下来	1	2	3	4
14. 我对将来抱有希望	4	3	2	1
15. 我比平常容易生气激动	1	2	3	4
16. 我觉得做出决定是容易的	4	3	2	1
17. 我觉得自己是个有用的人，有人需要我	4	3	2	1
18. 我的生活过得很有意思	4	3	2	1
19. 我认为如果我死了别人会生活得好些	1	2	3	4
20. 平常感兴趣的事我仍然照样感兴趣	4	3	2	1

总分：

评价方法：

1. 评定方法与指标　SDS 采用 4 级评分，主要评定最近一周症状出现的频度，其标准为：①没有或很少时间有该症状，计"1 分"；②部分时间有该症状，计"2 分"；③相当多时间有该症状，计"3 分"；④绝大部分或全部时间有该症状，计"4 分"。2、5、6、11、12、14、16、17、18、20 共 10 项的计分，必须反向计算。即没有或很少时间计"4 分"；小部分时间计"3分";相当多时间计"2分";绝大部分或全部时间计"1分"。

把20个项目的各项分数相加，即得到了粗分，然后通过公式转换：Y＝INT（1.25X）。即用粗分 X 乘以1.25后，取整数部分，就得到标准分（T分）。也可查阅粗分标准分换算表（详见附录6-2），获得标准分。

初步分析：（T分）轻度51～59分；中度60～69分；重度70分以上。

可以用抑郁指数评价抑郁严重程度。抑郁指数＝粗分/80。评定标准：①＜0.5，无抑郁；②0.5～0.59，轻度抑郁；③0.6～0.69，中度抑郁；④≥0.7，重度抑郁。

2. 应用评价与注意事项　作为一种情绪自评量表，在自评者评定之前，一定要将整个量表的填写方法及每条问题的含义都弄明白，然后做出独立的，不受任何影响的自我评定。

在患者进行自评之前，工作人员应该向自评者强调：此问卷评定的时间范围，应强调是"现在"或"过去一周"。在评定结束时，应仔细地检查一下自评结果，除有特殊情况外，一般不要漏评任何项目，也不要对同一个项目重复评定。定期评定（如间隔1个月左右）可以通过 SDS 总分的变化来分析自评者症状的变化情况。

附录6-2　粗分、标准分换算表

粗分	标准分	粗分	标准分	粗分	标准分
20	25	41	51	61	76
21	26	42	53	62	78
22	28	43	54	63	79
23	29	44	55	64	80
24	30	45	56	65	81
25	31	46	58	66	83
26	33	47	59	67	84
27	34	48	60	68	85
28	35	49	61	69	86
29	36	50	63	70	88
30	38	51	64	71	89
31	39	52	65	72	90
32	40	52	65	73	91
33	41	53	66	74	92
34	43	54	68	75	94
35	44	55	69	76	95
36	45	56	70	77	96
37	46	57	71	78	98
38	48	58	73	79	99
39	49	59	74	80	100
40	50	60	75		

附录7　自我评定焦虑量表（SAS）

填表注意事项：下面有 20 条文字，请仔细阅读每一条，把意思弄明白，然后根据你最近一星期的实际情况，在右侧相对应的适当数字上打上"√"，表示：没有或很少时间；有时有；大部分时间有；绝大多数或全部时间有。

姓名　　　　性别　　　　年龄　　　　文化职业　　　　编号
诊断　　　　　　　　　　日期　　　　第　　　　次评定

项目	没有或很少有	有时有	大部分时间有	绝大多数或全部时间有
1. 我感到比往常更加神经过敏和焦虑	1	2	3	4
2. 我无缘无故感到担心	1	2	3	4
3. 我容易心烦意乱或感到恐慌	1	2	3	4
4. 我感到我的身体好像被分成几块，支离破碎	1	2	3	4
5. 我感到事事都很顺利，不会有倒霉的事情发生	4	3	2	1
6. 我的四肢抖动和震颤	1	2	3	4
7. 我因头痛、颈痛和背痛而烦恼	1	2	3	4
8. 我感到无力且容易疲劳	1	2	3	4
9. 我感到很平静，能安静坐下来	4	3	2	1
10. 我感觉到我的心跳较快	1	2	3	4
11. 我因阵阵的眩晕而不舒服	1	2	3	4
12. 我有阵阵要昏倒的感觉	1	2	3	4
13. 我呼吸时进气和出气都不费力	4	3	2	1
14. 我的手指和脚趾感到麻木和刺痛	1	2	3	4
15. 我因胃痛和消化不良所苦恼	1	2	3	4
16. 我必须时常排尿	1	2	3	4
17. 我的手总是温暖而干燥	4	3	2	1
18. 我觉得脸发烧、发红	1	2	3	4
19. 我容易入睡、晚上休息很好	4	3	2	1
20. 我做噩梦	1	2	3	4

备注：　　　　　　　　　　　　　　　　　总分：

初步分析：　　　　　　　　　　　　　　　T分：

附录 8-1 艾森克人格问卷（EPQ）（成人）

指示词：请回答下列问题。回答"是"时，就在"是"上打"√"；回答"否"时就在"否"上打"√"。每个答案无所谓正确与错误。这里没有对你不利的题目。请尽快回答，不要在每道题目上太多思索。回答时不要考虑应该怎样，只回答你平时是怎样的。每题都要回答。

项目	是	否
1. 你是否有许多不同的业余爱好？	□	□
2. 你是否在做任何事情以前都要停下来仔细思考？	□	□
3. 你的心境是否常有起伏？	□	□
4. 你曾有过明知是别人的功劳而你去接受奖励的事吗？	□	□
5. 你是否健谈？	□	□
6. 欠债会使你不安吗？	□	□
7. 你曾无缘无故觉得"真是难受"吗？	□	□
8. 你曾贪图过份外之物吗？	□	□
9. 你是否在晚上小心翼翼地关好门窗？	□	□
10. 你是否比较活跃？	□	□
11. 你在见到小孩或动物受折磨时是否会感到非常难过？	□	□
12. 你是否常常为自己不该做而做了的事，不该说而说了的话而紧张吗？	□	□
13. 你喜欢跳降落伞吗？	□	□
14. 通常你能在热闹联欢会中尽情地玩吗？	□	□
15. 你容易激动吗？	□	□
16. 你曾经将自己的过错推给别人吗？	□	□
17. 你喜欢会见陌生人吗？	□	□
18. 你是否相信保险制度是一种好办法？	□	□
19. 你是一个容易伤感情的人吗？	□	□
20. 你所有的习惯都是好的吗？	□	□
21. 在社交场合你是否总不愿露头角？	□	□
22. 你会服用奇异或危险作用的药物吗？	□	□
23. 你常有"厌倦"之感吗？	□	□
24. 你曾拿过别人的东西吗（哪怕一针一线）？	□	□
25. 你是否常爱外出？	□	□
26. 你是否从伤害你所宠爱的人而感到乐趣？	□	□

项目	是	否
27. 你常为有罪恶之感所苦恼吗？	☐	☐
28. 你在谈论中是否有时不懂装懂？	☐	☐
29. 你是否宁愿去看书而不愿去多见人？	☐	☐
30. 你有要伤害你的仇人吗？	☐	☐
31. 你觉得自己是一个神经过敏的人吗？	☐	☐
32. 对人有所失礼时你是否经常要表示歉意？	☐	☐
33. 你有许多朋友吗？	☐	☐
34. 你是否喜爱讲些有时确能伤害人的笑话？	☐	☐
35. 你是一个多忧多虑的人吗？	☐	☐
36. 你在童年是否按照吩咐要做什么便做什么，毫无怨言？	☐	☐
37. 你认为你是一个乐天派吗？	☐	☐
38. 你很讲究礼貌和整洁吗？	☐	☐
39. 你是否总在担心会发生可怕的事情？	☐	☐
40. 你曾损坏或遗失过别人的东西吗？	☐	☐
41. 在交新朋友时一般是你采取主动吗？	☐	☐
42. 当别人向你诉苦时，你是否容易理解他们的苦衷？	☐	☐
43. 你认为自己很紧张，如同"拉紧的弦"一样吗？	☐	☐
44. 在没有废纸篓时，你是否将废纸扔在地板上？	☐	☐
45. 当你与别人在一起时，你是否言语很少？	☐	☐
46. 你是否认为结婚制度是过时了，应该废止？	☐	☐
47. 你是否有时感到自己可怜？	☐	☐
48. 你是否有时有点自夸？	☐	☐
49. 你是否很容易将一个沉寂的集会搞得活跃起来？	☐	☐
50. 你是否讨厌那种小心翼翼地开车的人？	☐	☐
51. 你为你的健康担忧吗？	☐	☐
52. 你曾讲过什么人的坏话吗？	☐	☐
53. 你是否喜欢对朋友讲笑话和有趣的故事？	☐	☐
54. 你小时候曾对父母粗暴无礼吗？	☐	☐

项目	是	否
55. 你是否喜欢与人混在一起？	☐	☐
56. 你若知道自己工作有错误，这会使你感到难过吗？	☐	☐
57. 你患失眠吗？	☐	☐
58. 你吃饭前必定洗手吗？	☐	☐
59. 你常无缘无故感到无精打采和倦怠吗？	☐	☐
60. 和别人玩游戏时，你有过欺骗行为吗？	☐	☐
61. 你是否喜欢从事一些动作迅速的工作？	☐	☐
62. 你的母亲是一位善良的妇人吗？	☐	☐
63. 你是否常常觉得人生非常无味？	☐	☐
64. 你曾利用过某人为自己取得好处吗？	☐	☐
65. 你是否常常参加许多活动，超过你的时间所允许？	☐	☐
66. 是否有几个人总在躲避你？	☐	☐
67. 你是否为你的容貌而非常烦恼？	☐	☐
68. 你是否觉得人们为了未来有保障而办理储蓄和保险所花的时间太多？	☐	☐
69. 你曾有过不如死了为好的愿望吗？	☐	☐
70. 如果有把握永远不会被别人发现，你会逃税吗？	☐	☐
71. 你能使一个集会顺利进行吗？	☐	☐
72. 你能克制自己不对人无礼吗？	☐	☐
73. 遇到一次难堪的经历后，你是否在一段很长的时间内还感到难受？	☐	☐
74. 你患有"神经过敏"吗？	☐	☐
75. 你曾经故意说些什么来伤害别人的感情吗？	☐	☐
76. 你与别人的友谊是否容易破裂，虽然不是你的过错？	☐	☐
77. 你常感到孤单吗？	☐	☐
78. 当人家寻你的差错，找你工作中的缺点时，你是否容易在精神上受挫伤？	☐	☐
79. 你赴约会或上班曾迟到过吗？	☐	☐
80. 你喜欢忙忙碌碌地过日子吗？	☐	☐
81. 你愿意别人怕你吗？	☐	☐
82. 你是否觉得有时浑身是劲，而有时又是懒洋洋的吗？	☐	☐

项目	是	否
83. 你有时把今天应做的事拖到明天去做吗？	☐	☐
84. 别人认为你是生气勃勃吗？	☐	☐
85. 别人是否对你说了许多谎话？	☐	☐
86. 你是否容易对某些事物容易冒火？	☐	☐
87. 当你犯了错误时，你是否常常愿意承认它？	☐	☐
88. 你会为一动物落入圈套被捉拿而感到很难过吗？	☐	☐

评定方法：分量表条目及分数转换

根据以下计分键（附录 8-2）所列条目号分别计算各分量表原始分，然后对照各分量表原始分与标准分换算表换算成标准分即可进行评价。

量表计分：（＋）为正向记分，即答"是"加 1 分，答"否"不加分；（－）为反向计分，即答"是"不加分，答"否"加 1 分。根据受测者在各量表上获得的总分（粗分），据常模换算出标准分 T 分，便可分析受测者的个性特点。各量表 T 分在 43.3～56.7 分为中间型，T 分在 38.5～43.3 分或 56.7～61.5 分为倾向型，T 分在 38.5 分以下或 61.5 分以上为典型类型。

附录 8-2　EPQ 成人计分键（数字为条目序号）

P	E	N	L
－2	1	3	－4
－6	5	7	－8
－9	10	12	－16
－11	13	15	20
－18	14	19	－24
22	17	23	－28
26	－21	27	32
30	25	31	36
34	－29	35	－40
－38	33	39	－44
－42	37	43	－48
46	41	47	－52
50	－45	51	－54
－56	49	57	58
－62	53	59	－60

P	E	N	L
66	55	63	−64
68	61	67	−70
−72	65	69	−79
75	71	73	−83
76	80	74	87
81	84	77	—
85	—	78	—
−88	—	82	—
—	—	86	—
合计23	合计21	合计24	合计20

附录 8-3　成人各量表的 T 分表（P）

T分	男性						女性						T分
	16~	20~	30~	40~	50~	60~	16~	20~	30~	40~	50~	60~	
120				23		20	23			20	23	20	120
115				22		19	22	23		19	22	19	115
110		22~23		20~21		18	21	22		18	21	18	110
105		21	23	19	23	17	19~20	20~21	22~23	17	19~20	17	105
100		19~20	22	18	22	16	18	19	21	15~16	18	15~16	100
95		18	20~21	17	20~21	14~15	17	18	19~20	14	16~17	14	95
90	23	17	18~19	15~16	19	13	15~16	16~17	17~18	13	15	13	90
85	21~22	15~16	17	14	17~18	12	14	15	16	12	14	12	85
80	19~20	14	15~16	13	15~16	11	12~13	13~14	14~15	11	12~13	11	80
75	17~18	12~13	13~14	11~12	14	10	11	12	12~13	9~10	11	9~10	75
70	14~16	11	12	10	12~13	9	10	10~11	11	8	9~10	8	70
65	12~13	10	10~11	9	10~11	7~8	8~9	9	9~10	7	8	7	65
60	10~11	8~9	8~9	8	9	6	7	7~8	7~8	6	6~7	6	60
55	8~9	7	7	6~7	7~8	5	6	6	6	5	5	4~5	55
50	6~7	5~6	5~6	5	5~6	4	4~5	4~5	4~5	3~4	3~4	3	50
45	3~5	4	3~4	4	4	3	3	3	2~3	2	2	2	45
40	1~2	2~3	2	3	2~3	2	2	1~2	1	1	1	1	40
35		1	1	1~2	1	1	1						35

附录 8-4　成人各量表的 T 分表（E）

T分	男性						女性						T分
	16~	20~	30~	40~	50~	60~	16~	20~	30~	40~	50~	60~	
85					21								85
80			21		19~20		21	21	21	20~21	21	21	80
75	21	21	19~20	20~21	17~18	20~21	19~20	19~20	19~20	18~19	19~20	19~20	75
70	19~20	18~20	17~18	18~19	15~16	18~19	17~18	17~18	17~18	16~17	17~18	17~18	70
65	17~18	16~17	15~16	16~17	13~14	16~17	15~16	14~16	15~16	14~15	15~16	15~16	65
60	15~16	14~15	13~14	13~15	11~12	13~15	13~14	12~13	12~14	12~13	12~14	13~14	60
55	13~14	12~13	11~12	11~12	10	11~12	11~12	10~11	10~11	10~11	10~11	10~12	55
50	11~12	10~11	9~10	9~10	8~9	9~10	9~10	8~9	8~9	7~9	8~9	8~9	50
45	9~10	7~9	7~8	6~8	6~7	6~8	7~8	5~7	6~7	5~6	6~7	6~7	45
40	7~8	5~6	5~6	4~5	4~5	4~5	5~6	3~4	3~5	3~4	4~5	4~5	40
35	5~6	3~4	3~4	1~3	2~3	1~3	3~4	1~2	1~2	1~2	2~3	2~3	35
30	3~4	1~2	1~2		1		1~2				1		30
25	1~2												25

附录 8-5　成人各量表的 T 分表（N）

T分	男性						女性						T分
	16~	20~	30~	40~	50~	60~	16~	20~	30~	40~	50~	60~	
80		23~24		24		22~24							80
75	23~24	21~22	22~24	22~23	23~24	19~21	23~24	23~24	23~24		23~24	23	75
70	20~22	19~20	20~21	19~21	20~22	17~18	21~22	21~22	21~22	22~24	20~22	20~22	70
65	18~19	17~18	18~19	16~18	18~19	15~16	18~20	19~20	18~20	19~21	18~19	18~19	65
60	16~17	15~16	15~17	14~15	15~17	12~14	16~17	16~18	16~17	17~18	15~17	15~17	60
55	13~15	13~14	13~14	11~13	12~14	10~11	14~15	15~16	13~15	14~16	12~14	13~14	55
50	11~12	11~12	11~12	9~10	10~11	8~9	11~13	12~13	11~12	11~13	10~11	10~12	50
45	9~10	9~10	9~10	6~8	7~9	6~7	9~10	10~11	8~10	8~10	7~9	8~9	45
40	6~8	7~8	6~8	4~5	4~6	3~5	6~8	8~9	6~7	5~7	5~6	6~7	40
35	4~5	5~6	4~5	1~3	2~3	1~2	4~5	5~7	3~5	2~4	2~4	3~5	35
30	2~3	3~4	2~3		1		2~3	3~4	1~2	1	1	1~2	30
25	1	1~2	1				1	1~2					25

附录 8-6　成人各量表的 T 分表（L）

T分	16~	20~	30~	40~	50~	60~	16~	20~	30~	40~	50~	60~	T分
	男性						女性						
75		20~21	21			21		22					75
70	19~20	18~19	19~20	20~21	20~21	20	20	20~21					70
65	17~18	17	17~18	18~19	18~19	19	18~19	18~19	19~20	19~20	19~20		65
60	15~16	15~16	15~16	16~17	17	17~18	16~17	16~17	17~18	18	17~18	19~20	60
55	13~14	13~14	13~14	14~15	15~16	16	14~15	14~15	15~16	16~17	15~16	17~18	55
50	11~12	11~12	11~12	13	13~14	15	12~13	12~13	13~14	14~15	13~14	15~16	50
45	9~10	10	9~10	11~12	11~12	13~14	10~11	11	11~12	13	11~12	13~14	45
40	7~8	8~9	8	9~10	9~10	12	8~9	9~10	10	11~12	9~10	11~12	40
35	5~6	6~7	6~7	7~8	7~8	11	6~7	7~8	8~9	10	7~8	10	35
30	2~4	4~5	4~5	6	5~6	9~10	4~5	5~6	6~7	8~9	5~6	8~9	30
25	1	2~3	2~3	4~5	4	8	2~3	3~4	4~5	6~7	3~4	6~7	25
20		1	1	2~3	2~3	7	1	2	2~3	5	1~2	4~5	20
15				1	1	5~6		1	1	3~4		2~3	15
10						4				2		1	10
5						2~3				1			5
0						1							0

附录 9　生活事件量表（LES）

指导语：下面是每个人都有可能遇到的一些日常生活事件，究竟是好事还是坏事，可根据个人情况自行判断。这些事件可能对个人有精神上的影响（体验为紧张、压力、兴奋或苦恼等），影响的轻重程度是各不相同的。影响持续的时间也不一样。请你根据自己的情况，实事求是地回答下列问题，填表不记姓名，完全保密，请在最适合的答案上打"√"。

生活事件名称	事件发生				性质		精神影响程度					影响持续时间				备注
	未发生	一年前	一年内	长期性	好事	坏事	无影响	轻度	中度	重度	极重	3个月内	半年内	一年内	一年以上	
1. 恋爱或订婚	☐	☐	☐	☐	☐	☐	☐	☐	☐	☐	☐	☐	☐	☐	☐	
2. 恋爱失败、破裂	☐	☐	☐	☐	☐	☐	☐	☐	☐	☐	☐	☐	☐	☐	☐	
3. 结婚	☐	☐	☐	☐	☐	☐	☐	☐	☐	☐	☐	☐	☐	☐	☐	
4. 自己（爱人）怀孕	☐	☐	☐	☐	☐	☐	☐	☐	☐	☐	☐	☐	☐	☐	☐	
5. 自己（爱人）流产	☐	☐	☐	☐	☐	☐	☐	☐	☐	☐	☐	☐	☐	☐	☐	
6. 家庭增添新成员	☐	☐	☐	☐	☐	☐	☐	☐	☐	☐	☐	☐	☐	☐	☐	

生活事件名称	事件发生				性质		精神影响程度					影响持续时间				备注
	未发生	一年前	一年内	长期性	好事	坏事	无影响	轻度	中度	重度	极重	3个月内	半年内	一年内	一年以上	
7. 与爱人父母不和	☐	☐	☐	☐	☐	☐	☐	☐	☐	☐	☐	☐	☐	☐	☐	
8. 夫妻感情不好	☐	☐	☐	☐	☐	☐	☐	☐	☐	☐	☐	☐	☐	☐	☐	
9. 夫妻分居（因不和）	☐	☐	☐	☐	☐	☐	☐	☐	☐	☐	☐	☐	☐	☐	☐	
10. 夫妻两地分居（工作需要）	☐	☐	☐	☐	☐	☐	☐	☐	☐	☐	☐	☐	☐	☐	☐	
11. 性生活不满意或独身	☐	☐	☐	☐	☐	☐	☐	☐	☐	☐	☐	☐	☐	☐	☐	
12. 配偶一方有外遇	☐	☐	☐	☐	☐	☐	☐	☐	☐	☐	☐	☐	☐	☐	☐	
13. 夫妻重归于好	☐	☐	☐	☐	☐	☐	☐	☐	☐	☐	☐	☐	☐	☐	☐	
14. 超指标生育	☐	☐	☐	☐	☐	☐	☐	☐	☐	☐	☐	☐	☐	☐	☐	
15. 本人（爱人）做绝育手术	☐	☐	☐	☐	☐	☐	☐	☐	☐	☐	☐	☐	☐	☐	☐	
16. 配偶死亡	☐	☐	☐	☐	☐	☐	☐	☐	☐	☐	☐	☐	☐	☐	☐	
17. 离婚	☐	☐	☐	☐	☐	☐	☐	☐	☐	☐	☐	☐	☐	☐	☐	
18. 子女升学（就业）失败	☐	☐	☐	☐	☐	☐	☐	☐	☐	☐	☐	☐	☐	☐	☐	
19. 子女管教困难	☐	☐	☐	☐	☐	☐	☐	☐	☐	☐	☐	☐	☐	☐	☐	
20. 子女长期离家	☐	☐	☐	☐	☐	☐	☐	☐	☐	☐	☐	☐	☐	☐	☐	
21. 父母不和	☐	☐	☐	☐	☐	☐	☐	☐	☐	☐	☐	☐	☐	☐	☐	
22. 家庭经济困难	☐	☐	☐	☐	☐	☐	☐	☐	☐	☐	☐	☐	☐	☐	☐	
23. 欠债500元以上	☐	☐	☐	☐	☐	☐	☐	☐	☐	☐	☐	☐	☐	☐	☐	
24. 经济情况显著改善	☐	☐	☐	☐	☐	☐	☐	☐	☐	☐	☐	☐	☐	☐	☐	
25. 家庭成员重病、重伤	☐	☐	☐	☐	☐	☐	☐	☐	☐	☐	☐	☐	☐	☐	☐	
26. 家庭成员死亡	☐	☐	☐	☐	☐	☐	☐	☐	☐	☐	☐	☐	☐	☐	☐	
27. 本人重病或重伤	☐	☐	☐	☐	☐	☐	☐	☐	☐	☐	☐	☐	☐	☐	☐	
28. 住房紧张	☐	☐	☐	☐	☐	☐	☐	☐	☐	☐	☐	☐	☐	☐	☐	
29. 待业、无业	☐	☐	☐	☐	☐	☐	☐	☐	☐	☐	☐	☐	☐	☐	☐	
30. 开始就业	☐	☐	☐	☐	☐	☐	☐	☐	☐	☐	☐	☐	☐	☐	☐	
31. 高考失败	☐	☐	☐	☐	☐	☐	☐	☐	☐	☐	☐	☐	☐	☐	☐	
32. 扣发奖金或罚款	☐	☐	☐	☐	☐	☐	☐	☐	☐	☐	☐	☐	☐	☐	☐	
33. 突出个人成就	☐	☐	☐	☐	☐	☐	☐	☐	☐	☐	☐	☐	☐	☐	☐	
34. 晋升、提级	☐	☐	☐	☐	☐	☐	☐	☐	☐	☐	☐	☐	☐	☐	☐	
35. 对现职工作不满意	☐	☐	☐	☐	☐	☐	☐	☐	☐	☐	☐	☐	☐	☐	☐	
36. 工作学习中压力大（如成绩不好）	☐	☐	☐	☐	☐	☐	☐	☐	☐	☐	☐	☐	☐	☐	☐	
37. 与上级关系紧张	☐	☐	☐	☐	☐	☐	☐	☐	☐	☐	☐	☐	☐	☐	☐	
38. 与同事、邻居不和	☐	☐	☐	☐	☐	☐	☐	☐	☐	☐	☐	☐	☐	☐	☐	
39. 第一次远走他乡异国	☐	☐	☐	☐	☐	☐	☐	☐	☐	☐	☐	☐	☐	☐	☐	

续表

生活事件名称	事件发生				性质		精神影响程度					影响持续时间				备注
	未发生	一年前	一年内	长期性	好事	坏事	无影响	轻度	中度	重度	极重	3个月内	半年内	一年内	一年以上	
40. 生活规律重大变动（饮食、睡眠规律改变）	□	□	□	□	□	□	□	□	□	□	□	□	□	□	□	
41. 本人退休、离休或未安排具体工作	□	□	□	□	□	□	□	□	□	□	□	□	□	□	□	
42. 好友病重或重伤	□	□	□	□	□	□	□	□	□	□	□	□	□	□	□	
43. 好友死亡	□	□	□	□	□	□	□	□	□	□	□	□	□	□	□	
44. 被人误会、错怪、诬告、议论	□	□	□	□	□	□	□	□	□	□	□	□	□	□	□	
45. 介入民事法律纠纷	□	□	□	□	□	□	□	□	□	□	□	□	□	□	□	
46. 被拘留、受审	□	□	□	□	□	□	□	□	□	□	□	□	□	□	□	
47. 失窃、财产损失	□	□	□	□	□	□	□	□	□	□	□	□	□	□	□	
48. 意外惊吓、发生事故、自然灾害	□	□	□	□	□	□	□	□	□	□	□	□	□	□	□	
49.																
50.																
正性事件值																
负性事件值																
总值																

评价方法：

对照上表，将某一时间范围内（通常为一年内）发生的事件记录下来（未发生或未经历不列于计分范围）。然后，由根据自身的实际感受逐一回答以下问题。

（1）经历过的事件对本人来说是好事或是坏事？

（2）影响程度如何？影响程度分为五级，从毫无影响到影响极重分别记 0、1、2、3、4 分。

（3）影响持续的时间有多久？影响持续时间分 3 个月内、半年内、1 年内、1 年以上共 4 个等级，分别记 1、2、3、4 分。

（4）计算生活事件刺激量：①某事件刺激量＝该事件影响程度分×该事件持续时间分×该事件发生次数；②正性事件刺激量＝全部好事刺激量之和；③负性事件刺激量＝全部坏事刺激量之和；④生活事件总刺激量＝正性事件刺激量＋负性事件刺激量。

LES 总分（刺激量）越高反映个体承受的精神压力越大。95％的正常人一年内的 LES 总分不超过 20 分，99％的不超过 32 分。负性事件的分值越高对身心健康的影响越大。另外，还可以根据家庭问题、工作学习问题和社交等问题进行分类统计，以便发现存在的主要问题。

附录 10　社会支持评定量表（SSRS)

指导语：下面的问题用于反映你在社会中所获得的支持，请按各个问题的具体要求，根据你的实际情况来回答。谢谢你的合作。

1. 你有多少关系密切，可以得到支持和帮助的朋友？

(1) 1 个也没有

(2) 1～2 个

(3) 3～5 个

(4) 6 个或 6 个以上

2. 你近一年来：

(1) 远离家人，且独居一室

(2) 住处经常变动，多数时间和陌生人住在一起

(3) 和同学、同事或朋友住在一起

(4) 和家人住在一起

3. 你与邻居：

(1) 相互之间从不关心，只是点头之交

(2) 遇到困难可能稍微关心

(3) 有些邻居都很关心你

(4) 大多数邻居都很关心你

4. 你与同事：

(1) 相互之间从不关心，只是点头之交

(2) 遇到困难可能稍微关心

(3) 有些同事很关心你

(4) 大多数同事都很关心你

5. 从家庭成员得到的支持和照顾（在合适的框内打"√"）

	无	极少	一般	全力支持
A. 夫妻（恋人）	☐	☐	☐	☐
B. 父母	☐	☐	☐	☐
C. 儿女	☐	☐	☐	☐
D. 兄弟妹妹	☐	☐	☐	☐
E. 其他成员（如嫂子）	☐	☐	☐	☐

续表

6. 过去，在你遇到急难情况时，曾经得到的经济支持和解决实际问题的帮助的来源有：

(1) 无任何来源 　　　　(2) 下列来源（可选多项）：

A. 配偶；　　　　　B. 其他家人；　　　　C. 朋友；　　　　　D. 亲戚；

E. 同事；　　　　　F. 工作单位；　　　　G. 党团工会等官方或半官方组织；

H. 宗教、社会团体等非官方组织；　　　　I. 其他（请列出）

7. 过去，在你遇到急难情况时，曾经得到的安慰和关心的来源有：

(1) 无任何来源 　　　　(2) 下列来源（可选多项）：

A. 配偶；　　　　　B. 其他家人；　　　　C. 朋友；　　　　　D. 亲戚；

E. 同事；　　　　　F. 工作单位；　　　　G. 党团工会等官方或半官方组织；

H. 宗教、社会团体等非官方组织；　　　　I. 其他（请列出）

8. 你遇到烦恼时的倾诉方式：

(1) 从不向任何人诉述。

(2) 只向关系极为密切的1~2个人诉述。

(3) 如果朋友主动询问你会说出来。

(4) 主动叙述自己的烦恼，以获得支持和理解。

9. 你遇到烦恼时的求助方式：

(1) 只靠自己，不接受别人帮助。

(2) 很少请求别人帮助。

(3) 有时请求别人帮助。

(4) 有困难时经常向家人、亲友、组织求援。

10. 对于团体（如党团组织、宗教组织、工会、学生会等）组织活动，你：

(1) 从不参加

(2) 偶尔参加

(3) 经常参加

(4) 主动参加并积极活动

评定方法：

1. 项目定义和评分

①客观支持：指客观的、可见的或实际的支持，包括物质上的直接支援，社会网络、团体关系的存在和参与等。②主观支持：指个体在社会中受尊重、被支持、被理解的情感体验。③对社会支持的利用度：个体对社会支持的利用存在着差异，有些人虽可获得支持，却拒绝别人的帮助，并且，人与人的支持是一个相互作用的过程，一个人在支持别人的同时，也为获得别人的支持打下了基础。

计分方式：① 第1~4，8~10条，选择1、2、3、4项分别计1、2、3、4分。②第5条分A、B、C、D四项计总分，每项从无到全力支持分别计1~4分。③ 第6~7条如回答"无任何来源"则计0分，回答"下列来源"者，有几个来源就计几分。

2. 统计指标

总分：即 10 个条目计分之和。

客观支持分：2、6、7 条得分之和。

主观支持分：1、3、4、5 条得分之和。

社会支持的利用度：第 8、9、10 条得分之和。

附录 11　A 型行为问卷

指导语：请根据你过去的情况回答下列问题。凡是符合你的情况的请选择"是"；凡是不符合你的情况的请选择"否"。每个问题必须回答，答案无所谓对与不对、好与不好。请尽快回答，不要在每道题目上太多思索。回答时不要考虑"应该怎样"，只回答你平时"是怎样的"就行了。

问题	是	否
1. 我觉得自己是一个无忧无虑、悠闲自在的人	☐	☐
2. 即使没有什么要紧的事，我走路也快	☐	☐
3. 我经常感到应该做的事太多，有压力	☐	☐
4. 我自己决定的事，别人很难让我改变主意	☐	☐
5. 有些人和事常常使我十分恼火	☐	☐
6. 我急需买东西但又要排长队时，我宁愿不买	☐	☐
7. 有些工作我根本安排不过来，只能临时挤时间去做	☐	☐
8. 上班或赴约会时，我从来不迟到	☐	☐
9. 当我正在做事，谁要是打扰我，不管有意无意，我总是感到恼火	☐	☐
10. 我总看不惯那些慢条斯理、不紧不慢的人	☐	☐
11. 我常常忙得透不过气来，因为该做的事情太多了	☐	☐
12. 即使跟别人合作，我也总想单独完成一些更重要的部分	☐	☐
13. 有时我真想骂人	☐	☐
14. 我做事总是喜欢慢慢来，而且思前想后，拿不定主意	☐	☐
15. 排队买东西，要是有人加塞，我就忍不住要指责他或出来干涉	☐	☐
16. 我总是力图说服别人同意我的观点	☐	☐
17. 有时连我自己都觉得，我所操心的事远远超过我应该操心的范围	☐	☐
18. 无论做什么事，即使比别人差，我也无所谓	☐	☐
19. 做什么事我也不着急，着急也没有用，不着急也误不了事	☐	☐
20. 我从来没想过要按自己的想法办事	☐	☐
21. 每天的事情都使我精神十分紧张	☐	☐
22. 就是去玩，如逛公园等，我也总是先看完，等着同来的人	☐	☐
23. 我常常不能宽容别人的缺点和毛病	☐	☐
24. 在我认识的人里，个个我都喜欢	☐	☐
25. 听到别人发表不正确的见解，我总想立即就去纠正他	☐	☐

续表

问题	是	否
26. 无论做什么事，我都比别人快一些	☐	☐
27. 人们认为我是一个干脆、利落、高效率的人	☐	☐
28. 我总觉得我有能力把一切事情办好	☐	☐
29. 聊天时，我也总是急于说出自己的想法，甚至打断别人的话	☐	☐
30. 人们认为我是个安静、沉着、有耐性的人	☐	☐
31. 我觉得在我认识的人之中值得我信任和佩服的人实在不多	☐	☐
32. 对未来我有许多想法和打算，并总想都能尽快实现	☐	☐
33. 有时我也会说人家的闲话	☐	☐
34. 尽管时间很宽裕，我吃饭也快	☐	☐
35. 听人讲话或报告如讲得不好，我就非常着急，总想还不如我来讲哩！	☐	☐
36. 即使有人欺侮了我，我也不在乎	☐	☐
37. 我有时会把今天该做的事拖到明天去做	☐	☐
38. 当别人对我无礼时，我对他也不客气	☐	☐
39. 有人对我或我的工作吹毛求疵时，很容易挫伤我的积极性	☐	☐
40. 我常常感到时间已经晚了，可一看表还早呢	☐	☐
41. 我觉得我是一个对人对事都非常敏感的人	☐	☐
42. 我做事总是匆匆忙忙的，力图用最少的时间办尽量多的事情	☐	☐
43. 如果犯有错误，不管大小，我全都主动承认	☐	☐
44. 坐公共汽车时，尽管车开得快我也常常感到车开得太慢	☐	☐
45. 无论做什么事，即使看着别人做不好，我也不想拿来替他做	☐	☐
46. 我常常为工作没做完，一天又过去了而感到忧虑	☐	☐
47. 很多事情如果由我来负责，情况要比现在好得多	☐	☐
48. 有时我会想到一些说不出口的坏念头	☐	☐
49. 即使领导我的人能力差、水平低，不怎么样，我也能服从和合作	☐	☐
50. 必须等待什么的时候，我总是心急如焚，缺乏耐心	☐	☐
51. 我常常感到自己能力不够，所以在做事遇到不顺利时就想放弃不干了	☐	☐
52. 我每天都看电视，同时也看电影，不然心里就不舒服	☐	☐
53. 别人托我办的事，只要答应了，我从不拖延	☐	☐
54. 人们都说我很有耐性，干什么事都不着急	☐	☐
55. 外出乘车、船或跟人约定时间办事时，我很少迟到，如对方耽误我就恼火	☐	☐
56. 偶尔我也会说一两句假话	☐	☐
57. 许多事本来可以大家分担，可我喜欢一个人去干	☐	☐
58. 我觉得别人对我的话理解太慢，甚至理解不了我的意思似的	☐	☐
59. 我是一个性子暴躁的人	☐	☐
60. 我常常容易看到别人的短处而忽视别人的长处	☐	☐

1. 计分及评估方法：

（1）TH：第 2、3、6、7、10、11、19、21、22、26、29、34、38、40、42、44、46、50、53、55、58 题的回答"是"和第 14、16、30、54 题的回答为"否"的每题各得 1 分。

（2）CH：第 1、5、9、12、15、17、23、25、27、28、31、32、35、39、41、47、57、59、60 题的回答"是"和第 4、18、36、45、49、51 题的回答为"否"的每题各得 1 分。

（3）L：第 8、20、24、43、56 题的回答"是"的和第 13、33、37、48、52 题的回答为"否"的则在 L 量表中每题各得 1 分。若 L 分过高（≥7 分）则应考虑问卷无效。

2. 评价标准

（1）36 分以上者为 A 型。

（2）28～35 分者为中间偏 A 型（或称 A－型）。

（3）27 分者为极端中间型。

（4）19～26 分者为中间偏 B 型（或称 B－型）。

（5）18 分以下者为 B 型。

附录12 压力应对方式测评量表

问题	是	否
1. 能理智地应对困境	☐	☐
2. 善于从失败中总结经验	☐	☐
3. 制订一些克服困难的计划，并按计划去做	☐	☐
4. 常常希望自己已经解决了面临的困难	☐	☐
5. 对自己取得成功的能力充满信心	☐	☐
6. 认为"人生经历就是磨难"	☐	☐
7. 常感叹生活的艰难	☐	☐
8. 专心于工作或者学习以忘却不快	☐	☐
9. 常认为"死生由命，富贵在天"	☐	☐
10. 常常喜欢找人聊天以减轻烦恼	☐	☐
11. 请求别人帮助自己克服困难	☐	☐
12. 常只按自己想的做，且不考虑后果	☐	☐
13. 不愿过多思考影响自己情绪的问题	☐	☐
14. 投身其他社会活动，寻找新寄托	☐	☐
15. 常自暴自弃	☐	☐
16. 常以无所谓的态度来掩饰内心的感受	☐	☐
17. 常想"这不是真的就好了"	☐	☐

问题	是	否
18. 认为自己的失败多是外因所致	☐	☐
19. 对困难采取等待观望、任其发展的态度	☐	☐
20. 与人冲突，常是对方性格怪异引起的	☐	☐
21. 常向引起问题的人和事情发脾气	☐	☐
22. 常幻想自己有克服困难的超人本领	☐	☐
23. 常自我责备	☐	☐
24. 常用睡觉的方式来逃避痛苦	☐	☐
25. 常借娱乐活动来消除烦恼	☐	☐
26. 常想些高兴的事情自我安慰	☐	☐
27. 避开困难以寻求心中宁静	☐	☐
28. 为不能回避困难而烦恼	☐	☐
29. 常用两种以上的办法来解决困难	☐	☐
30. 常认为没有必要那么费力去争成败	☐	☐
31. 努力去改变现状，使情况向好的一面转化	☐	☐
32. 借烟酒消愁	☐	☐
33. 常责怪他人	☐	☐
34. 对困难常采用回避的态度	☐	☐
35. 认为"退一步海阔天空"	☐	☐
36. 把不愉快的事情埋在心里	☐	☐
37. 常自卑自怜	☐	☐
38. 常认为这是生活对自己不公平的表现	☐	☐
39. 常压抑内心的愤怒和不满	☐	☐
40. 吸取自己或他人的经验去应付困难	☐	☐
41. 常不相信那些对自己不利的事情	☐	☐
42. 为了自尊，常不愿意让人知道自己的遭遇	☐	☐
43. 常与同事、朋友一起讨论解决问题的办法	☐	☐
44. 常告诫自己"能忍者自安"	☐	☐
45. 常祈祷神灵保佑	☐	☐
46. 常用幽默和玩笑的方式缓解冲突和不快	☐	☐
47. 自己能力有限，只有忍耐	☐	☐

问题	是	否
48. 常怪自己没有出息	☐	☐
49. 常爱幻想一些不现实的事情来消除烦恼	☐	☐
50. 常抱怨自己无能	☐	☐
51. 常能看到坏的事情好的方面	☐	☐
52. 自感挫折是对自己的考验	☐	☐
53. 向有经验的亲友、师长求教解决问题的办法	☐	☐
54. 平心静气、淡化烦恼	☐	☐
55. 努力寻找解决问题的办法	☐	☐
56. 选择职业不当，是自己常遇到挫折的主要原因	☐	☐
57. 总责怪自己不好	☐	☐
58. 经常是看破红尘，不在乎自己的不幸遭遇	☐	☐
59. 常自感运气不好	☐	☐
60. 向他人诉说心中的烦恼	☐	☐
61. 常自感无所作为而任其自然	☐	☐
62. 寻求别人的理解和同情	☐	☐

评价方法：

分为6个子量表：解决问题、自责、求助、幻想、退避和合理化，分别将对象的项目编号如下：

(1) 解决问题：1、2、3、5、8、−19、29、31、40、46、51、55

(2) 自责：15、23、25、37、39、48、50、56、57、59

(3) 求助：10、11、14、−36、−39、−42、43、53、60、62

(4) 幻想：4、12、17、21、22、26、28、41、45、49

(5) 退避：7、13、16、19、24、27、32、35、44、47

(6) 合理化：6、9、18、20、30、33、38、52、54、58、61

每个问题有两个答案，"是"和"否"。评价步骤为：

第一步：逐项评分，各个问答题号前没有带"−"的选"是"得1分，带有"−"的选"否"得1分，未选得0分。

第二步：按照公式计算各个分量表的因子分。

分量表因子分＝分量表单项条目分之和/分量表条目数

第三步：将6个因子的因子分进行排序，因子分最高的代表个体的最常用的压力应对倾向。

第四步：结果评价。如果"解决问题"的因子分最高，说明压力的应对类型为成熟型。"求助"也是一种相对积极的压力管理方式，"退避"、"自责"和"幻想"是一种不成熟的压力管理方式，这类人具有神经症的某些特点，他们的情绪缺乏稳定性。"退避"意味着放弃解决问题的尝试，承认自己的失败和无能。"幻想"尽管可以暂时减轻压力，但因为压力源没有消失，因此幻想过后会有更大的压力。